Wigand Lange

Mein Freund Parkinson

Eine Erfahrung

Piper München Zürich

Mehr über unsere Autoren und Bücher:
www.piper.de

Für Jasmin Isabelle

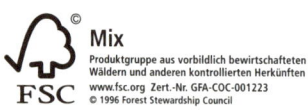

Ungekürzte Taschenbuchausgabe
Oktober 2009
© 2002 Piper Verlag GmbH, München,
erschienen im Verlagsprogramm Pendo
Umschlaggestaltung: semper smile, München
Umschlagfoto: Gary John Norman / Getty Images
Satz: Fotosatz Reinhard Amann, Aichstetten
Papier: Munken Print von Arctic Paper Munkedals AB, Schweden
Druck und Bindung: CPI – Clausen & Bosse, Leck
Printed in Germany   ISBN 978-3-492-25713-8

Inhalt

Vorwort zur erweiterten Neuauflage 6

Eins	Negerkuß mit Zitterpartie	11
Zwei	Wie alles anfing	17
Drei	Ausgerechnet der Papst	22
Vier	Unter Strom	32
Fünf	Brief an die Tochter	39
Sechs	Wenn die Zeit stillsteht	46
Sieben	Co-Autor Parkinson	52
Acht	Schreibverbot	66
Neun	Zu spät zum date	79
Zehn	Ins Gehirn gewichst	89
Elf	Masaniello-Fragmente	99
Zwölf	Blick zurück ohne Zorn	108
Dreizehn	Let's Twist Again	115
Vierzehn	Hanswurstiaden im Schlaflabor	120
Fünfzehn	Seele auf Eis	129
Sechzehn	Der Tag X	139
Siebzehn	Ein idealer Tag	144
Achtzehn	Der dreifaltige Wendepunkt oder die Grüne Utopie	151
Epilog	Halbzeit	161

Über Krankheit schweigen. Briefwechsel 165
Danksagung 188
Zwanzig Gebote (nicht nur) für Parkinson-Kranke 190

Vorwort
zur erweiterten Neuauflage

Mein Freund Parkinson ist zum ersten Mal vor genau sechs Jahren erschienen; die darin geschilderten Ereignisse datieren jedoch weiter zurück, manche zehn Jahre und mehr. Eine Dekade im Leben eines Parkinson-Kranken ist ein beträchtlicher Zeitraum, in dem sich viel verändern kann.

Die Erfahrungen, die ich seit Erscheinen des Buches gemacht habe, insbesondere die enorme Akzeptanz durch meine Leserschaft, sowie die ungewöhnlich starke Rückkoppelung an mich, den Autor, haben sich entscheidend auf meine weitere Arbeit ausgewirkt.

Was ursprünglich als persönliche Aufzeichnung gedacht war, wurde plötzlich zur *res publica*. In über hundert Lesungen lernte ich mein Publikum kennen und konnte in einen Dialog mit anderen Parkinson-Erkrankten eintreten. Ich stellte mich der Herausforderung und faßte den Entschluß, den »Kampf« aufzunehmen. Von nun an stand Parkinson im Mittelpunkt meines Lebens und Schaffens.

Ein Leser schrieb kürzlich, das Buch habe er zwar noch nicht zu Ende gelesen, doch habe es bereits sein ganzes bisheriges Leben in Frage gestellt und verändert. Hierfür müsse er mir sofort seinen Dank aussprechen.

Solche Reaktionen ziehen sich wie ein roter Faden durch die Wirkungsgeschichte von **Mein Freund Parkinson**. Gleich nach der ersten Lesung erzählte mir eine Dame, die bereits an den Rollstuhl gefesselt war, sie habe nach der Lektüre meines Buches ihre Atem- und Gymnastikübungen wieder aufgenommen und sei schon bald wieder ohne Rollstuhl ausgekommen.

Daß mein Schreiben eine solche Wirkung haben sollte, kann ich bis heute noch kaum fassen.

Zahlreiche Reaktionen flatterten per Post, E-Mail oder Telefon ins Haus. Eines schönen Tages steht plötzlich eine Dame neben mir in der Wohnung und verlangt nach dem Buch. Ein anderes Mal klingelt es um 8.00 Uhr morgens an der Haustür: Ein Leser will dringend mit mir sprechen! Kürzlich schrieb jemand, das Buch hätte ihn aufgescheucht und ihm seine eigene »Lahm-Arschigkeit« vor Augen geführt.

Allmählich begriff ich, daß mein persönlicher Umgang mit der Parkinsonschen Krankheit, wie ich ihn geschildert habe, eine starke Außenwirkung hat. Die Leser loben die positive Umgehensweise mit meiner Behinderung, zusammen mit meinem Optimismus und Humor, die ich mir – trotz Parkinson – bewahrt hätte. Ich gelte als Mutmacher in der »Parkinson-Szene«. Meine Lebensgeschichte, ein Vorbild für Leidensgenossen und -genossinnen? Wer hätte das gedacht?

Das Buch scheint einen Nerv getroffen zu haben.

Nicht nur Betroffene beurteilen das Buch positiv, sondern auch Angehörige und Freunde. Ferner hat **Mein Freund Parkinson** einen literarisch interessierten Leserkreis gefunden. Mehrere Leser berichten, sie hätten das Buch nicht aus der Hand legen können, bis die letzte Seite gelesen war.

Eine ganze Reihe von Lesern wandte sich später an den Autor, um ihn zu ermutigen, eine Fortsetzung des ersten Bandes zu verfassen. Waren sie doch neugierig, wie die Lebens- und Leidensgeschichte des W. L. weiter gegangen ist; ob dieser seltsame Mister Parkinson denn immer noch sein »Freund« sei und wer von beiden letztendlich die Oberhand behalten habe.

In der Zwischenzeit hatte sich genügend Material angesammelt, um einen weiteren Band zu füllen. Die Fortsetzung ist 2007 im Gütersloher Verlagshaus erschienen unter dem Titel **Wenn Parkinson kommt**. Erfahrungen mit einem ungebetenen Gast. Darin wird der Versuch einer Selbstheilung beschrieben, oder konkreter ausgedrückt: meine zunehmende Distanzierung und Emanzipierung von Mr. Parkinson.

Leser des zweiten Bandes indes interessieren sich meist auch für den ersten Band, der nun im Pendo Verlag neu aufgelegt wurde. Denn hier wird berichtet, »wie alles anfing ...«. So ist ja auch das Neue Testament ohne Kenntnis des Alten nur schwer verständlich. Es sind Beispiele einer autobiographischen Prosa, also *belle lettre*, die zeitlos ist und auch in späteren Jahren mit Gewinn zu lesen sein werden, während die Aktualität von reiner medizinischer Sachliteratur zum Thema Morbus Parkinson schnell vom wissenschaftlichen Fortschritt überholt sein kann, und der Leser schnell das Interesse verliert.

Bei abermaliger Beschäftigung mit dem frühen Parkinson-Buch ist mir manches fremd vorgekommen. Das liegt daran, daß das biographische »Ich« eine beträchtliche Strecke auf seinem Lebensweg zurückgelegt hat. Während **Mein Freund Parkinson** vom Ausbruch der Krankheit mit dem damit verbundenem Absturz in die existentielle Krise und der Suche nach dem Weg zurück ins Leben handelt, geht es in dem neuen »Parkinson« um den Weg der Heilung, der ja bekanntlich genauso lang sein kann, wie der Weg der Erkrankung. Es geht um das Akzeptieren der Krankheit, das Verstehen dessen, was uns Körper und Seele sagen wollen und schließlich um die Erkenntnisse, die der Einzelne daraus gewinnt, sowie deren Umsetzung in die Realität des Alltags.

Heilung, darunter verstehe ich mehr als das Schlucken von Pillen.

Demjenigen, der seinen Weg gefunden hat, mag die anfängliche Krise, das sinn- und ziellose Umsichschlagen, das energievergeudende Hauen und Strampeln fremd erscheinen; der Neuerkrankte hingegen kann sich in meinen Büchern wiedererkennen und die entsprechenden Schlußfolgerungen aus dem Gelesenen ziehen. Die wichtigste Botschaft dürfte sein, daß es auch für chronisch Kranke Hoffnung gibt, Hoffnung, den Verlauf der Krankheit zu verlangsamen oder zu stoppen, Hoffnung auf Besserung also, Hoffnung auf Heilung.

Es gibt jährlich etwa Zwanzigtausend Parkinson-Neuerkrankungen. Für diese Menschen wünsche ich mir, daß sie aus meinen Büchern Unterstützung und Kraft schöpfen mögen für den Umgang mit dem störrischen »Freund« Parkinson.

Ich bin dem Pendo Verlag für die nachhaltige Unterstützung dankbar, die mir und meinem Buch wiederholt entgegen gebracht worden ist. Meinen Leserinnen und Lesern bin ich besonders verbunden für ihr Interesse an meinen Schriften, vor allem aber für den Mut und das Vertrauen, sich mit dem Autor auf ein literarisches Abenteuer à la **Mein Freund Parkinson** einzulassen.

Apfeldorf   Wigand Lange

sittin' on the dock of the bay...
wasting time
(Otis Redding)

time is on my side,
yes, it is...
(Rolling Stones)

Eins
Negerkuß mit Zitterpartie

Die Lehrerin bot mir einen Negerkuß an. Nein, küssen wollte sie mich nicht, und eine Negerin war sie auch nicht. Dafür aber Türkin. Zwar in Deutschland geborene Türkin, aber den Rassisten ist das egal: einmal Türke, immer Türke. »Negerkuß« hatte sie bestimmt nicht gesagt, »Mohrenkopf« auch nicht. Beide Bezeichnungen sind *out*, das gebietet der politische Anstand. Stammen wohl noch aus unserer chauvinistischen Vorzeit, diese Namen. Wer hat sich die bloß ausgedacht? »Negerschweiß« für Kaffee ist auch so eine geistige Verirrung. Seit ich ein Jahr im Schwarzenviertel einer amerikanischen Großstadt gewohnt habe, kommen mir Worte wie Neger oder Nigger nicht mehr über die Lippen. Was hat so ein schokoladenüberzogener, klebrig-süßer Schaumstoffnippel eigentlich mit einem Kuß zu tun? Ich frage die *kids*, wie die Dinger heute heißen. »Negerküsse«, »Mohrenköpfe«. Die Sprache ist beharrlicher, als man denkt. Der Rassismus auch. Wäre noch schöner, wenn sich jeder an unserer Sprache vergreifen würde. Wem würde es einfallen, Schillers Satz »Der Mohr hat seine Schuldigkeit getan« zu verändern? Ich bin sicher, die Lehrerin hat einfach nur gesagt: »Wollen Sie auch einen?« Normalerweise hätte ich abgelehnt. Aber es war ein schwüler Hochsommertag, und ich hatte keine Lust auf langwierige ökotrophologische Erklärungen. Außerdem wollte ich das Angebot der sympathischen Lehrerin nicht abschlagen. Allerdings hatte ich nicht mit den fatalen Folgen gerechnet. Ich nahm also einen dieser berüchtigten Schokoschaumstoffpropfen aus der Schachtel, und die Katastrophe nahm ihren Lauf. Wir standen in der Aula der Schule, wo ich in ein paar Minuten eine Lesung vor fünfzig Sechstklässlern abhalten sollte. Ein halbes Dutzend Schüler stand bereits um das Pult herum, auf dem ich meine Utensilien ausgebreitet hatte. In der Aula war es stechend heiß. Da stand ich nun und war drauf und dran, mir das ganze Ding auf einmal in den Mund zu stopfen. So wäre ich das Monster auf einfache und schnelle Weise losgeworden. Doch auf einmal hatte ich das Gefühl, daß mein Mund nicht weit genug aufging. So etwas wie eine Kieferklemme. Ich fürchtete, die klebrige Masse würde an Lippen und Bart hängenbleiben und ich mir das ganze Gesicht damit verschmieren. Also behielt ich das Geschoß in der Hand, mit dem Ergebnis, daß die Schokolade zu schmelzen begann. Ich legte es, wie eine heiße Kartoffel, von einer Hand in die andere, was zur Folge hatte, daß nun beide Hände und das Gesicht eingesaut waren. Ich geriet in Panik. »Am besten schmeißt du das Ding in den Papierkorb«, sagte ich mir, aber es war weit und breit keiner zu sehen, während sonst in jeder Ecke einer herumsteht. »Einfach zum Fenster rausschmeißen«. Die waren aber alle geschlossen, und ich würde beim Öffnen den ganzen Griff beschmieren. Inzwischen wurde die Masse in meiner Hand zunehmend flüssiger. Ich kannte nur noch einen Gedanken: »Bloß raus hier, so schnell wie möglich raus hier.« Ich stürmte aus der Aula auf den Flur hinaus, und war im Begriff, mir ein Tempotuch aus der Jackentasche zu ziehen, hielt aber sofort inne, denn so würde ich mir auch noch mein helles Sommersakko versauen. Egal, das Risiko mußte ich eingehen. Der restliche Schokokopf flog in den nächstbesten Papierkorb, und ich wischte mir die süße Pampe aus dem Gesicht, so gut es auf die Schnelle ohne Spiegel ging.

Dann marschierte ich in die Aula zurück und tat so, als sei nichts geschehen. Hatten die andern mich durch die Fenster beobachtet? Hatten sie etwas gemerkt? Mir war die Sache äußerst peinlich. Ich wäre am liebsten im Boden versunken.

Wahrscheinlich amüsierten die sich im stillen köstlich über mich. Wie in einem Dick-und-Doof-Film, wenn der eine dem andern unversehens eine Kremetorte ins Gesicht klatscht. Ich konnte an der Sache allerdings gar nichts Lustiges finden. Vielleicht hatte sich der Vorfall aber nur in meiner Einbildung aufgebläht. Das passiert mir in letzter Zeit häufig. In meiner Vorstellung nehmen die Situationen oft traumatische Ausmaße an und bauschen sich zu wahren Alpträumen auf. Kleine Ursache, große Folgen. Es ist schwer zu sagen, ob Außenstehende etwas davon mitbekommen. Bisher nahmen die meisten Menschen mein Benehmen stillschweigend hin. Neuerdings kommt es öfter vor, daß ein Fremder auf mich zukommt und fragt, ob etwas nicht in Ordnung sei. Kürzlich hat jemand den Verdacht geäußert, ich sei wohl am hellichten Tag besoffen.

Mit der Lesung konnte ich zufrieden sein. Die Schüler waren recht aufmerksam, gingen gut mit und stellten eine Reihe interessanter Fragen. Ein Schüler ist mir besonders im Gedächtnis geblieben. Er war kleiner als seine Mitschüler, hatte ein altkluges Gesicht und war meinen Ausführungen über Zwerge gespannt gefolgt. Meine spitzfindig-ironischen Spekulationen über Riesenzwerge und Zwergriesen und die Frage, wer davon wohl größer sei, nahm er sehr ernst und nickte von Zeit zu Zeit beipflichtend. Daß es Zwerge gibt, die ihre Größe verändern können, hielt er scheinbar für das Natürlichste in der Welt. Und die Frage, ob jemand schon einmal solch wundersame Geschöpfe gesehen habe, beantwortete er sofort mit einem klaren »Ja«.

Im Anschluß an die Lesung kamen überraschend einige Schüler zum Pult und fragten, ob sie ein Autogramm haben könnten. Und so kam ich binnen kurzem zum zweiten Mal in Verlegenheit. Meine rechte Hand ist nahezu erlahmt, so daß mir das Signieren äußerst schwer fällt. Das Schreiben geht sehr langsam vonstatten, und es sieht so aus, als ziseliere ich die einzelnen Buchstaben mit Absicht in das Papier. Die Zuschauer sind jedes Mal überrascht, es hat sich aber noch nie jemand nach der Ursache erkundigt. Am Anfang war mir die Situation unangenehm. Jetzt aber ziehe ich solche Unterschriftenaktionen mit eisernem Willen durch. Sie wirken wie ein inszeniertes Happening. Natürlich nimmt das viel Zeit in Anspruch, und sowohl meine Geduld als auch die des Publikums werden arg strapaziert. Während Medienstars durch blitzschnelles Signieren Eindruck schinden, falle ich durch schneckenartiges Unterzeichnen auf.

Es gab eine Zeit, da dachte ich, daß ich auf öffentliche Lesungen ganz verzichten müßte. Meine Nerven gingen derart mit mir durch, die Beine schlotterten so sehr, das Manuskript in meinen Händen zitterte so stark, daß mir der Text vor den Augen verschwamm und ich dachte, »diese Zitterpartie stehst du nicht durch. Das kannst du dem Publikum nicht zumuten«. Auch meine männliche Eitelkeit meldete sich zu Wort: »Zieh dich aus dem öffentlichen Rampenlicht zurück, das ist zu erniedrigend.« Die Sache mit den Lesungen eskalierte dann, bis es zu einer Katharsis kam. Es war auf dem Autorentag in Fulda. Eine Kollegin hatte eine äußerst interessante Lesereihe in der Ausbildungsstätte für Restauratoure organisiert. Die Lesung fand in einer ehemaligen Probstei statt. Das Publikum setzte sich aus Restaurateuren und Architekten zusammen und solchen, die es noch werden wollten. Ich las meinen Essay über Mary Wortley Montagu vor, in dem ich die zahlreichen Schlösser und Wohnstätten beschreibe, in denen sich die englische Aristokratin und Frauenrechtlerin während ihres bewegten Lebens aufgehalten hatte. Es kam, wie es kommen mußte: Die Beine wurden mir butterweich. Ich hielt mich mit beiden Händen krampfhaft am Pult fest. Die Stimme drohte mir zu versagen. Alles deutete darauf hin, daß ich die Lesung nicht durchstehen würde. Es war, als würde ich von einem imaginären Erdbeben geschüttelt. Eine Stimme riet mir: »Abbrechen! Aufhören! Es hat keinen Zweck.« »Du Versager«, zuckte es mir durch den Kopf. Im Publikum saßen gute Freunde und Kollegen, die ich nicht enttäuschen wollte. Ich war völlig mit mir selbst beschäftigt, da traf mich, als ich kurz von meinem Manuskript aufsah, der dämonische Blick eines Mannes, der mich erwartungsvoll, mit hochgezogenen Augenbrauen, betrachtete.

Genau in diesem Moment spürte ich, wie sich das Blatt wendete. Es mußten ungefähr zehn Minuten vergangen sein, die mir wie eine Ewigkeit vorkamen. Das Publikum war meinen Ausführungen mit großer Aufmerksamkeit gefolgt. Im Saal herrschte absolute Stille. »Das Publikum ist offenbar an dem, was du vorliest, interessiert«, sagte ich mir. »Der Text scheint anzukommen.« Die anfängliche Zitterpartie hatte wohl niemanden gestört. Kein Zeichen einer Mißfallensbekundung. Niemand hatte den Saal verlassen. »Also weiter! Weiter so!« Ich spürte die Energie in meinen Körper zurückfließen, das Zittern ließ nach, meine Stimme wurde kräftiger, und ich war wieder Herr meiner selbst. *Miracle of miracles!* Ich hatte die Kontrolle über die Lesung zurückgewonnen und konnte mich nun voll und ganz in den Text hineinversetzen und den Akt des Vorlesens inszenieren, wie ich es sonst zu tun pflege. Ich bin der Meinung, Dichterlesungen müssen genauso gut einstudiert sein wie theatralische Rezitationen. Ich hasse es, wenn Autoren ihre Texte nachlässig dahernuscheln. So war die Lesung in Fulda zu guter Letzt doch noch ein Erfolg geworden. Seit dieser Zeit habe ich keine Angst mehr vor Lesungen. Im Gegenteil, ich habe sie zur Chefsache erklärt. Mehr denn je achte ich darauf, daß die Rahmenbedingungen stimmen: früh am Vorlesungsort eintreffen, mit der Umgebung vertraut machen, entspannt und ausgeruht in die Lesung hineingehen. Eine kleine Prise Nervosität gehört zu einem öffentlichen Auftritt dazu. Was anfänglich wie eine große Niederlage aussah, habe ich ins Gegenteil umgemünzt. Die Zitterpartie war durchgestanden, die Schlacht um öffentliche Auftritte gewonnen. Vor kurzem gab es dennoch ein Desaster. Ich sollte auf einer privaten Gartenparty lesen. Wiederum saßen gute Freunde im Publikum, viele Theologen und Pfarrersleut'. Die Erwartungen schienen hoch, die Umstände improvisiert, es gab kein Pult, an dem ich mich festhalten konnte, und ich mußte frei stehend lesen. Das Schlottern der Beine war so stark, daß ich vor mich hin murmelte: »Es geht nicht.« Geistesgegenwärtig stand der Gastgeber auf, holte flugs Tisch und Stuhl herbei, und die Lesung nahm ihren Lauf, nicht, ohne daß mein Freund und Gastgeber noch darauf hingewiesen hatte: Ich, der Autor, habe Parkinson ...

Zwei
Wie alles anfing

Plötzlich war er da. Wie aus heiterem Himmel. Und veränderte mein ganzes Leben. Parkinson. Nichts war mehr wie früher. Mein Körper gehorchte mir nicht mehr. Seit jenem denkwürdigen Tag im Frühjahr 1996. Glatte Befehlsverweigerung. Es fing ganz unscheinbar an. Der rechte Arm schwang beim Gehen nicht mehr mit. Er hing einfach nur steif und schwer herunter. Merkwürdig, dachte ich, wird schon wieder weggehen. Ging aber nicht weg. Verengung des Nervenkanals in der rechten Schulter. Therapie: Krankengymnastik. Glatte Fehldiagnose. Wenig später in einem Seminar über die bevorstehende Jahrtausendwende: Gestikuliere mit Händen und Füßen. Und stelle mitten im Redefluß fest, daß der rechte Arm samt Hand vor mir in der Luft verharrt. Und nicht mehr in seine natürliche Ausgangsposition zurückgeht. Sonderbar. Der Vorgang wiederholt sich. Die Schwerkraft scheint aufgehoben. Ich muß dem Arm ausdrücklich befehlen, in seine normale Ausgangsposition zurückzukehren. Was er auch tut. Wenn auch mit einer gewissen Verzögerung. Von alleine tut er es nicht mehr. Nicht zu fassen. Muß ich denn von nun an meinem Körper jedes Mal befehlen, was er zu tun hat?! Wie soll man unter solchen Umständen einen Vorlesungsbetrieb aufrechterhalten? Überhaupt: Hatten die Studenten etwas bemerkt? Wenn ja, wie hatten sie das Phänomen aufgenommen? Ich kam mir vor wie Gregor Samsa in Kafkas Erzählung *Die Verwandlung*. Der eines morgens aufwacht und sich in einen riesigen Käfer verwandelt sieht. Nur, Gregor Samsa war alleine. Als das Ungeheuerliche geschah. Mich hatte es in aller Öffentlichkeit erwischt.

Mein Tun und Lassen waren fortan von einer starken Befangenheit gekennzeichnet. Mit der Natürlichkeit meines bisherigen Lebens war es vorbei. Auch mit der Spontaneität. Auf die automatischen Reflexe war kein Verlaß mehr. Ich mußte die Bewegungsabläufe neu lernen. Wie ein Kind. Zum Beispiel das Gehen. Aufpassen, daß ich nicht stolpere. Daß ich gerade gehe. Daß mein Arm mitschwingt. Lernen, wie man ein Hemd zuknöpft. Wie man Fleisch schneidet. Der Unterschied: Ich lebe in dem Bewußtsein, daß ich das alles einmal konnte. Das Kind nicht. Ein neues Leben hat für mich begonnen. Ein zweites, künstliches. Ein Kunstleben sozusagen. (Vielleicht die logische Konsequenz für einen, der sich beruflich mit Kunst befaßt?!) Von diesem neuen Leben will ich erzählen. Von der Kunst, mit einer Behinderung zu leben. Doch irgendwann hört die Behinderung auf, Behinderung zu sein. Sie wird zur zweiten Natur. Und das Leben wieder natürlich. Von meiner anfänglichen Auflehnung gegen Parkinson wird zu berichten sein. Einem aussichtslosen Kampf. Parkinson hat den längeren Atem. Erst als ich niedergeschmettert am Boden lag. Als ich glaubte, mein letztes Stündlein habe geschlagen, begann ich, Parkinson zu akzeptieren. Mich mit ihm zu arrangieren. Nach dem Motto: *if you cannot beat them, join them*. Von dem langen Weg, den wir gemeinsam durchschritten. Von Höhen und Tiefen, Hoffnungen und Enttäuschungen wird zu erzählen sein. Und von Abenteuern und Prüfungen, die ich zu bestehen hatte. Wie einst Odysseus, Parzifal oder Don Quichotte. Aber auch von unerwarteten Freuden, die Parkinson mir bereitete. Von unerhofften Chancen, die sich mir eröffneten. Es war und ist ein langer Weg. Es ist die lange, lange Straße. Welche die Männer in meiner Geschichte *Ein Schiff steht still im Triebe* entlanggehen. Diese endlose, mit Leid gepflasterte Straße. Die sich später in eine bunte, farbenprächtige Straße verwandeln wird.

Parkinson ist mein neuer Partner. Stets präsent, mir haushoch überlegen. Er der Meister. Ich sein unerfahrener Novize. Ein gestrenger Lehrmeister. Der mir beigebracht hat, seine Lehren strikt zu befolgen. Ansonsten folgt die Strafe auf dem Fuß. Er ist von altem Schrot und Korn. Seine Unbestechlichkeit erinnert an Justitia. Doch die lugt bisweilen unter ihrer Augenbinde hervor. Parkinson ist unerbittlich. Mit Tricks ist dem nicht beizukommen. Läßt nicht mit sich handeln. Es sei denn in der Art: »Wenn du meine Regeln genau befolgst, dann zeige ich dir Dinge, von denen du früher allenfalls geträumt hast.« Kurzum, Parkinson ist mir ein Verbündeter, ein Freund geworden. Ein gestrenger zwar, aber immerhin ein Freund. Ein Freund?!

Doch zunächst führte der Weg bergab. Steil bergab. Ich stürzte in die größte Krise meines Lebens. Hals über Kopf. Und durchquerte – mehrmals – die Hölle. Ein wahrer Teufelskreis: Aufbäumen gegen die Krankheit Arbeitskrise finanzielle Krise Ehekrise samt Trennung, Scheidung Verschlimmerung der Krankheit... Die Katze beißt sich in den Schwanz. Resultat: enormer Streß, der Todfeind eines jeden Parkinsonisten. *When it rains, it pours.*

Die Parkinson-Symptome nehmen zu. Fuß und Bein fangen an zu lahmen. Häufiges Stolpern. Permanenter Druck im Kopf. Kein geregeltes Arbeiten mehr möglich. Verlangsamung aller motorischen Abläufe. Alles nimmt mehr Zeit in Anspruch als früher. Leben in Zeitlupe. Depressionen und extreme Schlaflosigkeit. Lebensbedrohliche Auswirkungen des Parkinson-Medikaments Madopar. Es soll bestimmte Areale im Gehirn anregen. Macht aber das Gehirn so empfindlich, daß für mich der Aufenthalt in der Nähe von elektrischem Strom, von elektrischen und elektromagnetischen Spannungen und Feldern unerträglich wird. Verzweifelter Kampf gegen den unsichtbaren Feind. Meide PCs, TVs, Radios, elektrische Schreibmaschine, Halogen- und Neonleuchten, Energiesparlampen wie der Teufel das Weihwasser. Das Fatale: L-Dopa regt das Gehirn an. Während ein zweites Mittel die Elektroempfindlichkeit des Gehirns dämpfen, die Spitzen abschlagen soll. Es ist, als ob man Auto fährt: den einen Fuß auf dem Gas, den andern auf der Bremse. Das hält auf Dauer der beste Wagen nicht aus. Die Hypersensitivität treibt mich an den Rand des Wahnsinns. An ein normales Leben ist nicht mehr zu denken. Ziehe fluchtartig aus meinem Haus aus. Und lande in der Klinik. Tiefer kann ich kaum noch sinken. Nichts geht mehr.

Mir bleibt nur eine Chance. Mich selbst mit letzter Kraft aus dem Sumpf zu ziehen. Am eigenen Schopf. Hat sehr lange gedauert. Allmählich geht es wieder bergauf. Von einem Wunder gilt es zu berichten. Das ohne Parkinson nicht geschehen wäre. Nur einer, der einem wohl gesonnen ist, tut so etwas. Ein Freund also. Parkinson.

Und von zwei weiteren Freunden, die ich durch Parkinson kennengelernt habe, soll die Rede sein. Jahrzehntelang stand ich mit ihnen auf Kriegsfuß. Parkinson hat mir geraten, das Kriegsbeil zu begraben und mich mit ihnen auszusöhnen. Zur Jahrtausendwende war es dann soweit. Ein würdiger Anlaß. Der eine von ihnen – vielmehr die eine – war damals in aller Leute Mund. Die Zeit. Sylvester haben wir Freundschaft geschlossen. Ich habe sie richtig liebgewonnen. Habe geschworen, die Hektik im ausgehenden Jahrtausend zurückzulassen. Aber es ist schwer, alte Gewohnheiten zu durchbrechen. »Keine Zeit«, lautet der Schlachtruf allenthalben. Und so hetzen wir von einem Termin zum andern. Immer in Eile. *Tempus fugit*. Nie hat der Tag genug Stunden. Und knapsen einfach ein, zwei, drei Stunden vom Schlaf ab. Auf Kosten der Gesundheit. Ich kenne das nur allzu gut. Ja, ja, die Zeit. Muß lernen, klug mit ihr umzugehen. Zeit ist kostbar.

Der Schlaf ist mein zweiter neuer Freund. Schlaf ist der

beste Heiler. Zeit und Schlaf, sie sind wie Geschwister. Ein Vierergespann sind wir also. Ich bin Parkinson dankbar, daß er mich auf sie aufmerksam gemacht hat. Zusammen werden wir noch Berge versetzen.

Drei
Ausgerechnet der Papst

Ausgerechnet der Papst soll mir Mut machen. Mir, dem eingefleischten Atheisten. Und von wem kam der Rat? Von meiner Mutter, die nicht nur keine Katholikin ist, sondern überhaupt keiner Kirche angehört. Ich stamme aus einer Familie von Atheisten, von denen mein Vater der zornigste ist. Bei jeder Gelegenheit zieht er über den Heiligen Vater her. »Dieser Verbrecher«, schimpft er dann, »dieser Heuchler. Nicht zu fassen, was der den Menschen alles vorgaukelt. Und die sind so doof und fallen auf diesen Scheinheiligen herein! Unglaublich!« Seit Jahrzehnten müssen wir uns nun schon dieselben Tiraden anhören. Dabei verdiente mein Vater den Lebensunterhalt für unsere Familie in den fünfziger Jahren als Vertreter für Heiligenlegenden. Er düste kreuz und quer durch Deutschland und Österreich und drehte dem katholischen Klerus seine Büchlein an. Ich habe mich immer gefragt, wie er mit diesem Widerspruch fertiggeworden ist. Vielleicht stammt sein Haß gegen die Kirche aus dieser Zeit. Um nicht immer dieselbe Litanei anhören zu müssen, habe ich ihm kürzlich die *Kriminalgeschichte des Christentums* geschenkt. Dieses dickleibige Werk, so stand zu hoffen, würde ihn für längere Zeit aus dem Verkehr ziehen, und wir hätten vorläufig unsere Ruhe. Natürlich war ich mir im klaren darüber, daß ich damit Öl ins Feuer goß. Unser gottloses Leben nimmt mitunter merkwürdige Formen an.

Was mochte meine Mutter bewogen haben, mir Papst Johannes Paul II. als Vorbild zu empfehlen? Sie hatte angerufen, um mir eine erfreuliche Nachricht mitzuteilen: »Nimm dir ein Beispiel am Papst. Der hat auch Parkinson und ist trotzdem noch ganz fit. Er denkt nicht daran, abzudanken. Ist schon bewundernswert, wie dieser gebrechliche alte Mann immer noch in aller Herren Länder herumkutschiert und sich dort auf den Boden schmeißt, um die Erde zu küssen.« Ich konterte: »Der mit seinem krummen Buckel hat es ja auch nicht so weit bis zum Boden.« Wir bogen uns vor Lachen über diese Vorstellung. Und ich setzte noch eins drauf: »Der läuft doch öfter mit einem Stab in der Hand herum. Vielleicht ist er ja Stabhochspringer. Das ist schon schwieriger. Mit dem Buckel. Aber dem ist alles zuzutrauen. Stabhochsprung in den Himmel.

Der Anruf meiner Mutter war Anlaß für mich, über den Papst und mein Verhältnis zur Religion nachzudenken. Ich spüre eine gewisse Sympathie für den Papst, denn schließlich sind wir Genossen. Leidensgenossen. Ob er wohl Fidel Castro bei dessen Privataudienz vor einigen Jahren mit Genosse angeredet hat? Als Linker habe ich Fidel Castro damals verübelt, daß er zum Papst gepilgert ist. Heute sehe ich das anders. Ich hätte selber große Lust, mit dem Heiligen Vater in einen Dialog über unsere Krankheit einzutreten. Und bei dieser Gelegenheit würde ich ihn auch fragen, ob es zu den Kardinalsünden zählt, daß ich in den siebziger Jahren sonntagvormittags, statt in die Kirche zu gehen, mit meinen Freunden *Das Kapital* von Karl Marx gelesen habe.

Es ist schon erstaunlich, mit welcher Ausdauer, ja Bravour, der alte Papst sein Schicksal trägt. Er läßt sich in seiner Mission als oberster Hirte der katholischen Kirche nicht beirren. Vielleicht gibt ihm der Glaube die Kraft dazu. Mir fehlt dieser Glaube. Ob das der Grund für meine Misere ist? Vielleicht glaubt der Papst selber nicht an Gott. Jedenfalls stimmt mit seinem Glauben etwas nicht. Denn als Stellvertreter Gottes müßte ihm ein solches Schicksal eigentlich erspart bleiben. Bei den Beziehungen, die er nach oben hat.

Was mich mit dem Papst verbindet, ist der eiserne Wille,

mit dem wir unsere Botschaft verkünden. Wir halten beide öffentliche Lesungen ab. Unser Sprachfluß ist zäh und langsam. Aber wir beißen uns da durch, und mag der innere Widerstand noch so groß sein. Nichts kann uns aufhalten. Warum bin ich eigentlich nicht früher darauf gekommen, daß der Papst ein »Parki« ist? Nun, ich habe sein Gebaren immer als religiöses Zeremoniell gedeutet, seinen behäbigen Sprachfluß als inbrünstige Andächtigkeit, seine gebeugte Haltung als devote Unterwürfigkeit. Und dann spricht der Papst ja mit vielen Zungen. Das ist nicht so einfach. Möglicherweise spricht er deshalb so bedächtig.

Brennend würde mich interessieren, wie der Heilige Vater zu Parkinson steht. Hat er ein freundschaftliches Verhältnis zu ihm, wie ich? Ich wäre gerne dabeigewesen, als die beiden zum ersten Mal aufeinanderstießen. Da wird der Papst ganz schön dumm aus der Wäsche geguckt haben. Wahrscheinlich wird er ihn zum Teufel gewünscht haben. Da gehört er ja auch hin. Der Dialog muß sich etwa so angehört haben:

»Wer bist du, und wie bist du hier reingekommen?«
»Tut nichts zur Sache. Mein Name ist Parkinson.«
»Und was verschafft mir die Ehre?«
»Ich werde dich eine Zeitlang begleiten.«
»Ich brauche dich nicht.«
»Es ist beschlossene Sache.«
»Warum hat man mich nicht informiert?«
»Tu' ich ja gerade.«
»Womit bist du denn betraut?«
»Ich soll dich auf den Teppich zurückholen.«
»Auf den Teppich?«
»Ja, auf den Teppich. Wenn du zu stark abhebst.«
»Du sprichst mit mehreren Zungen.«
»Das müßte dir doch bekannt vorkommen.«
»Was willst du?«

»Dir behilflich sein. Du bist alt. Sehr alt. Und du hast dir viel vorgenommen. Zuviel. Du kennst keine Grenzen. Da heißt es, gut haushalten. Ich mache das *time management* für dich. Und, wenn du willst, helfe ich mit der Agenda.«
(Papst, für sich:) »Der nimmt den Mund ganz schön voll. Am liebsten würde ich ihn zum Teufel jagen ... Aber Recht hat er schon. Ich bin nicht mehr der Jüngste. Er scheint mir *clever* zu sein«.
»Heiliger Vater. Laß gut sein für heut'. Morgen ist auch noch ein Tag.«
»Junger Mann. Ich bin Stellvertreter Gottes...«
»Ich weiß. Doch was nützt dir das, wenn dein Körper nicht mehr...«
»Laß das meine Sorge sein. Wenn ich Hilfe brauche, dann wende ich mich an...«
»Wie Du meinst...«
(Papst, für sich:) »Der Kerl ist aufdringlich. Aber ich habe das Gefühl, als könnte ich den noch mal gebrauchen.«

Natürlich bin ich mir der Unterschiede zwischen dem Papst und mir bewußt. Offenbar hat die Krankheit ihn erst in fortgeschrittenem Alter heimgesucht. Er wird also das Schlimmste gar nicht mehr erleben. Abgesehen davon wird dem Papst vermutlich die beste ärztliche Versorgung, die man sich vorstellen kann, zuteil. Schließlich gehört er nicht gerade einem Bettelorden an.

Ausgerechnet der Papst! Hätte meine Mutter nicht Muhammad Ali nehmen können? Oder Mao? Oder Hitler? Aber auch mit denen hätte ich nicht tauschen mögen. Im Ring Schläge einstecken – dazu ist mir mein Kopf zu schade. Und Hitler? Den Ratschlag hätte ich eher von meinem Vater erwartet. »Junge«, hätte der gesagt, »nimm dir ein Beispiel an dem, der hat nicht groß rumgejammert, sondern seine Vision durchgesetzt, ohne Rücksicht auf Verluste.« Auf die Idee ist er aber merkwürdigerweise bis heute nicht gekommen. Bleibt Mao. Hier nun also ein richtiger Genosse. Dem während der Studentenrevolte meine Sympathien galten. Mao Tsetung verkörpert typische Merkmale eines Parkinsonisten. Äußerlich weist schon die leichte Vorwärtsbeugung auf Parkinson hin. Sie verdeutlicht Maos Drang nach vorne, der in dem berühmten Großen Sprung nach vorne kulminierte. Seine Haltung ähnelt der eines Langstreckenläufers vor dem Start. Kritiker weisen auf die Diskrepanz zwischen Maos Vision und ihrer Umsetzung in die Wirklichkeit hin. Eine Schwierigkeit, mit der jeder ›normale‹ Parkinsonkranke zu kämpfen hat – wenn auch nur im ›Kleinen‹. Es ist das Problem, den Willen in die Tat umzusetzen. Der Körper gehorcht nicht. Motorik gestört. Selbst wenn sich der Parkinsonist in Bewegung gesetzt hat, kommt er nur langsam, mit den typischen Trippelschritten, voran. Und stolpert häufig, auch wenn gar kein Hindernis im Wege ist. Seine besondere Aufgabe besteht darin, die Vorhaben im Alltag zu realisieren, Schritt für Schritt, Stück für Stück, ganz konkret.

Die Schuld dafür, daß Mao seine Mission nicht vollends in die Tat umsetzen konnte, kann man nicht Parkinson alleine in die Schuhe schieben. *Nobody is perfect.* Stolpern und Scheitern ist kein Privileg von Parkinsonisten. Viele Menschen haben große Rosinen im Kopf und müssen im Alltag lernen, kleine Brötchen zu backen. Sicherlich, die Diskrepanz zwischen Wollen und Können ist bei Parkinsonkranken besonders groß.

Ich habe mich oft bei meinen Ärzten beklagt, daß ich mich nicht mehr richtig auf meine Arbeit konzentrieren könne. Es gingen mir zu viele Ideen im Kopf herum. »Seien Sie doch froh, daß Sie so viele Ideen haben«, konterte Professor S., »das zeugt von Phantasie, und die gehört zu Ihrem Beruf.« Im Übrigen solle ich nicht alle meine Probleme Parkinson in die Schuhe schieben. Es sei ganz normal, daß Konzentration und Gedächtnis mit zunehmendem Alter nachlassen.

Kirchenoberhaupt, Boxchampion, Revolutionär. Jeder Weltmeister auf seine Weise. Alle drei an Parkinson erkrankt. Wie auch der spanische Diktator Franco. Da stellt sich die Frage nach Ursache und Wirkung. Ich bin davon überzeugt, der Parkinsonerkrankung liegt eine Überbelastung des Gehirns zugrunde. Ob diese nun kognitiver oder psychischer Art ist oder, wie beim Boxen, auf äußere Einwirkung zurückzuführen ist. Sind die Giganten also an der Größe ihrer Ideen gescheitert? Oder an übersteigertem Ehrgeiz? Kürzlich kündigte Muhammad Ali in einem Interview an, er wolle zu seinem sechzigsten Geburtstag noch einmal in den Ring zurückkehren! Andererseits: Kann man überhaupt von Scheitern sprechen? Haben sie nicht alle, mehr oder weniger, ihr Ziel erreicht? Und ist Parkinson lediglich der Preis, den sie dafür zahlen mußten? Oder ist Parkinson die Strafe Gottes für Diktatoren? Aber auch der umgekehrte Fall ist denkbar: daß die Erkrankung die Voraussetzung, der Ansporn für ungewöhnliche Leistungen ist, die oft aus einem »Trotzdem«, einem »Jetzt-erst-recht« heraus entstehen.*

»Weltmeister im Übersetzen werden, das können Sie sich abschminken«, hatte mir eine Heilpraktikerin gleich nach Ausbruch der Krankheit prophezeit. Zunächst deutete alles dar-

---

* Ich denke an die sportlichen Leistungen Behinderter, an den genialen Physiker Stephen Hawking und an Peter Radtke mit seinem stark unterentwickelten Körper. Den ich 1969 auf Studentenversammlungen beobachten konnte, wo er lautstarke Reden aus seinem Rollstuhl heraus hielt. Wie erstaunt war ich, als ich Jahre später in der Zeitung las, daß derselbe Radtke an den Münchener Kammerspielen als Schauspieler in Beckett-Dramen unter der Regie von George Tabori auftrat. Das hätte ich nicht für möglich gehalten. Oft ist es gerade die Krankheit, die die Menschen dazu zwingt, ihr Leben, die ihnen verbliebene Zeit und Energie, samt und sonders in den Dienst an einer Sache zu stellen.

auf hin, daß sie recht behalten sollte. Mittlerweile bin ich zu der Erkenntnis gekommen, daß alles möglich ist, vorausgesetzt, man ist selbst felsenfest davon überzeugt und tut alles, um sein Ziel zu erreichen. Gäbe es eine Olympiade für behinderte Übersetzer, ich bin sicher, ich hätte das Zeug für eine Medaille.

Die Frage nach der Religion taucht in letzter Zeit in meinem Leben häufiger auf. Als die ersten Schicksalsschläge auf mich niederprasselten, dachte ich oft, wenn es einen Gott gibt, dann ist dies die Strafe Gottes für meine Gottlosigkeit. Und nachdem ich die schwerste Krise meines Lebens durchstanden hatte, da regte sich in mir eine Stimme, die mich aufforderte, meiner Dankbarkeit Ausdruck zu verleihen. Nur wem? Gott? Dem Schicksal? In mir hatte sich ein Vakuum gebildet, das ich wieder zu füllen suchte. Nicht unbedingt mit der Idee eines einzelnen Gottes. Vielmehr nehmen die Dinge um mich herum allmählich wieder Sinn an. Und es stellt sich die Frage, welches Prinzip für diese »Besinnung« der Welt zuständig ist. Was immer es sein mag, es ist im Begriff, den Atheismus, Nihilismus und Skeptizismus, die mich so lange beherrschten, abzulösen. Freilich geht dies nicht von heut' auf morgen vonstatten. Und so ist zwischen beiden Prinzipien ein zähes Ringen entstanden, dessen Ausgang noch ungewiß ist.

Die positiven religiösen Erfahrungen in meinem Leben lassen sich an einer Hand aufzählen. Sie fallen kaum ins Gewicht. Es sind dies vor allem die Kirchenmusik und die sakrale Architektur. Schon in jungen Jahren fühlte ich mich vom gewaltigen Klang der Orgel und der Chormusik angezogen. Auch als Atheist erlag ich der Faszination romanischer und gotischer Kirchenbauten und Klosteranlagen. Das Kloster *St.-Martin du Canigou* in den Pyrenäen und das *Abbey de Font Froide* im Süden Frankreichs haben bei mir unvergeßliche Eindrücke hinterlassen. Zwar habe ich den Berg Athos in Griechenland noch nie bestiegen, aber ich bin Ludwig Renn auf seinem literarischen Fußmarsch quer durch Europa dorthin gefolgt und denke oft mit Staunen an die Verwegenheit der Mönche, die dort oben in ihrer Trutzburg hausen.

Die negativen religiösen Erfahrungen bilden dagegen eine wahre Kette von Desastern. Meine Eltern hatten mich von Anfang an vom Religionsunterricht befreien lassen. In einer dieser Freistunden griff mich der Schuldirektor auf dem Hof auf und machte mir die Hölle heiß, weil ich nicht am Unterricht teilnahm. Ich war der einzige, der befreit war, und konnte – sechsjähriger Steppke, der ich war – nicht recht erklären, warum. Als ich konfirmiert werden sollte, stellte sich heraus, daß ich noch nicht getauft war. Dies mußte flugs nachgeholt werden. Kurz vor der Konfirmation nahm ich an einem Abendgottesdienst teil, während dem der Kirchendiener die Gemeinde in Vierergruppen einteilte und zum Altar geleitete, wo sie das Heilige Abendmahl empfangen sollten. Ich kam der Aufforderung nach und ging mit drei Erwachsenen zum Altar, wo ich die Oblate einnahm und mich schon auf den Schluck Wein freute. Da bemerkte mich der alte Pfarrer und zischelte mir zu: »Was willst du denn hier? Mach daß du wegkommst, wir sprechen uns nachher noch.« Mir rutschte das Herz in die Hose. Was hatte ich denn jetzt schon wieder falsch gemacht? Ich hatte die Sünde begangen, das Abendmahl einzunehmen – zur Hälfte jedenfalls –, noch bevor ich getauft oder konfirmiert war. Derselbe Pfarrer schmiß mich kurz darauf aus der Kirche raus, weil ich auf der Orgel Boogie-Woogie spielte. Natürlich hatte ich sämtliche Register gezogen.

An der Konfirmation interessierten mich hauptsächlich die Geschenke. Die Konfirmationsfeier war überschattet von einem *fauxpas* der weltlichen Art. Als Hauptperson hatte ich die Ehre, am Kopfende der festlich gedeckten Tafel sitzen zu dürfen. Es gab da eine Tube Thomy's Delikatessenf, von der hinterher keiner so recht wußte, wie sie auf den Tisch gekommen war. Sie war fast leer und ich rollte die Tube auf, um den letzten Rest herauszuquetschen. Da geschah das Ungeheuerliche: Aus der Tube löste sich ein zwei Zentimeter langes, wurstähnliches Stück Senf, flog in hohem Bogen über die Tafel und landete mitten auf dem fülligen Busen meiner Großtante. Abermals war ich *persona non grata*.

Auch meine Eheschließung stand unter keinem guten Stern. Ich hatte mich breitschlagen lassen, katholisch zu heiraten. Zusammen mit meiner Zukünftigen nahm ich an einer Eheberatung teil. Bei der Auswertung der Fragebögen fiel den Priestern auf, daß bei uns in einem Punkt absolute Übereinstimmung herrschte, wo die meisten Paare sich uneins sind: in der Frage der Finanzen. »Das ist ganz einfach«, antworteten wir *unisono,* »Wir sind arm wie die Kirchenmäuse. Wo nichts ist, da gibt es auch keinen Streit.« Kurz darauf hielt der junge Priester abermals inne und fragte entsetzt: »Ihr habt beide dieselbe Adresse angegeben. Soll das heißen, daß ihr zusammenlebt?« Da half kein Leugnen. Der Priester weigerte sich, uns Sünder weiter zu beraten. Dank der größeren Erfahrung seines älteren Vorgesetzten in weltlichen Dingen konnte die Prozedur dann doch noch mit Erfolg abgeschlossen werden. Was den Bräutigam dann allerdings vor dem Altar dazu bewog, sich den Trauring an die eigene Hand zu stecken, weiß er selber nicht. Es kommt ihm so vor, als habe er, was religiöse Dinge anbelangt, zwei linke Hände.

Den Vogel aber schoß ich ab, als ich Ende der siebziger Jahre eine Professur für Germanistik an einer Jesuiten-Universität in Amerika antreten sollte. Ich machte mir große Sorgen, weil ich weder Katholik war noch mich mit katholischen Riten auskannte. Was würde passieren, wenn herauskäme, daß ich ein gottloser Gesell bin? In meiner Not begann ich, zu Hause katholische Gebräuche einzuüben. Wie man betet oder wie man sich bekreuzigt. Erstaunlicherweise sind meine religiösen Ansichten in den zwei Jahren, die ich an jener katholischen Kaderschmiede unterrichtete, nie zur Sprache gekommen. Die Jesuiten zeigten sich mir gegenüber von ihrer toleranten Seite. Solange ich meinen Pflichten in Sachen Germanistik nachkam, ließ man mich in Frieden. Wie auch ich umgekehrt meinen Vorgesetzten, einen jungen Priester, in Ruhe ließ, als der sich an den Aktfotos der Bild-Zeitung ergötzte und sie seinem Kollegen wärmstens anempfahl.

Daß ich damals eine Kardinalsünde beging, darauf machte mich kürzlich eine Italienerin aufmerksam. Und wer kennt sich in solchen Dingen besser aus als Italiener! Ich erzählte ihr meine Geschichte und demonstrierte gerade, wie ich das Bekreuzigen übte. Da rief sie bestürzt aus: »Um Gottes willen. Du bekreuzigst dich ja mit der linken Hand. Das ist eine Todsünde. Du bist des Teufels.« So hatte mir mein Linkshändertum wieder einmal ein Bein gestellt. Und nun, am Ende dieser Kette religiöser Fehltritte, stellt sich mir die Frage, ob meine Krankheit die Quittung für jahrzehntelanges blasphemisches Verhalten ist.

Vier
Unter Strom

In einer der germanischen Heldensagen wird ein Zweikampf geschildert, bei dem der eine Kämpe eine Tarnkappe trägt und auf diese Weise für seinen Gegner unsichtbar bleibt. Dieser hört den Feind mal hier, mal dort und haut wütend mit seinem Schwert in der Luft herum. Jedes Mal aber, wenn er zum Schlag ausholt, hat der andere längst seine Position verändert. Wo er auch hinschlägt, er trifft ins Leere. Es ist zum Verzweifeln. Eine wahre Nebelfechterei.

Es ist eine frostige Winternacht. Ich stehe, nur mit Schlafanzug und Bademantel bekleidet, mutterseelenalleine mitten auf dem Innenhof der Hofreite, in deren Nebengebäude ich seit fünfzehn Jahren wohne. Drei Uhr. Über mir Mond und Sterne. »Was will denn der da unten noch«, fragt sich bestimmt der Mann im Mond, »wenn brave Bürger sich längst die Decke über die Ohren gezogen haben.« Ich merke nicht, daß ich vor Kälte bibbere. Ich habe nur den einen Gedanken. »Nie wieder in die Wohnung zurück«. Alle Sicherungen sind rausgedreht, aber – es ist nicht zu fassen: Ich spüre trotzdem noch Strom. Selbst hier draußen. Ich komme mir vor wie jener germanische Recke. Ich weiß genau, wenn ich die Treppe hochgehe, dann kommt dieses Etwas, das ich weder sehen noch hören kann, wieder über mich und saugt das letzte Quentchen Widerstandskraft aus mir heraus. Die Kraft ist so stark, daß ich mich nicht mehr aufrichten kann. Sie zwingt mich, eine krumme Haltung einzunehmen. Zwingt mich wortwörtlich in die Knie. Ich weiß nicht einmal, wie ich das Phänomen nennen soll. Der Einfachheit halber nenne ich es Strom. Können auch elektrische oder elektromagnetische Felder sein, oder Schwingungen. Oder Kriechströme, eine Bezeichnung, die der Gemeinheit des Gegners am ehesten entspricht. Ein Gegner, der wie jener Kämpe in der Heldensage unsichtbar bleibt. Der moderne Zweikampf findet nicht mehr zwischen Menschen statt, sondern zwischen Mensch und Krebszellen, zwischen Mensch und Aids-Viren, zwischen Mensch und Atomen. An der Bezeichnung »bösartig« läßt sich ihr Charakter ablesen. Und gleichzeitig zieht mich eine Macht von innen her herunter in die gebeugte Haltung. Fünfte Kolonne. Gegen diesen zwiefachen Feind hast du keine Chance. Etwas Gemeineres hättest du dir, Parkinson, nicht ausdenken können. Ein wahrer Marsch durch die Hölle, auf den du mich da geschickt hast. Hin und zurück. Und bist selber nicht mitgekommen. Hast dich wohl nicht getraut.

Ich weiß nicht mehr weiter. Ins Haus kann ich nicht zurück. Andererseits, wo soll ich hin, mitten im kalten Winter, mitten in der Nacht. Soeben meine letzten Notizen gemacht. Die Literatur ist die einzige Freundin, die mir geblieben ist. Wem kann ich mich sonst noch anvertrauen? Bin seit Ausbruch der Krankheit völlig vereinsamt. Familie weg, Freunde weg. So bleibt mir nichts übrig, als diese Geschichte zu Papier zu bringen. Vielleicht mein letztes literarisches Unternehmen. Das einzige Zeugnis meines Untergangs. Habe immer schon geahnt, daß Schriftsteller selbst den eigenen Untergang dokumentieren werden. Mein Zustand ist lebensbedrohlich. Die Attacke heute war die bisher Schlimmste. Um ein Uhr mit starkem Schädeldrücken aufgewacht. Dazu ein unerträgliches Zerren und Ziehen der Nerven, besonders an den kritischen Stellen. Rechte Körperhälfte, rechte Hand, rechtes Bein. Keine Schmerzen im üblichen Sinn. Wie Muskelkater. Nervenkater. Sehr unangenehmes Gefühl. Irritierend. Vielleicht kommen die Schmerzen erst noch. (Ich vergesse immer wieder, daß die Schmerzen unerträglich werden, sobald ich keine Medikamente mehr einnehme. Mein Zustand ist also ein höchst artifizieller. Wieso vergesse ich das immer wieder? Einerseits ist es gut, daß ich nicht dauernd daran denke, wie schlecht es mir eigentlich geht. Andererseits ist das Vergessen sehr leichtsinnig. Weil ich mir dann fälschlicherweise einbilde: Es geht dir ja eigentlich ganz gut. So lebe ich mit dem Widerspruch, daß es mir ganz gut geht, obwohl es mir eigentlich sauschlecht geht.) Das Hirn drückt gegen die Schädeldecke. Oder die Schädeldecke gegen das Hirn. Unmöglich, dabei einen klaren Gedanken zu fassen. Ist dies das Gefühl, wenn man einen Gehirntumor hat? Beim Schreiben starke Herzschmerzen. Dazu Beklemmung im Hals. Und dann noch diese Macht, die mich niederdrückt und die Lebenskraft aus mir heraussaugt. »Viel spazierengehen. Frische Luft. Wird Ihnen gut tun.« »Die Krankheit und die Trennung von Ihrer Frau, das läßt sich nicht so einfach wegstecken.« »Lenken Sie sich ab. Entspannen Sie sich. Meditieren Sie. Dann schlafen Sie auch besser.« So die Ratschläge der Ärzte und Therapeuten. Klingen wie Hohn in meinen Ohren. Von dieser Macht, gegen die ich kämpfe, will keiner etwas wissen. Glaubt mir keiner. Aber es interessiert auch keinen. Ein Heilpraktiker bietet mir einen Termin in einem Vierteljahr an! Wo ich befürchten muß, daß ich die Nacht nicht überstehe. Die Symptome sind schwer zu beschreiben. Sie wechseln ständig und wandern kreuz und quer im Brustbereich und in der Bauchgegend herum. Das Gefühl, unter Strom zu stehen, nimmt zu. Werde nachforschen, ob es dieses Symptom in der Homöopathie gibt. *Unter Strom stehen.* Ein ebenso eindeutiges wie eigenartiges Phänomen. Wie es sich die Homöopathen immer wünschen. Aber sind dies nicht subjektive Empfindungen? Ich spüre aber ganz deutlich, daß eine ganz reale Macht von außen auf mich einwirkt. Die Ursache liegt außerhalb. Ich bilde mir das doch nicht ein. Sie muß irgendwo in diesem Haus stecken. Nur hier geht es mir so schlecht. »Du solltest umziehen«, raten mir Freunde. »Dieses Haus ist für dich zu sehr belastet. Da hängen zu viele negative Erinnerungen dran. An deine Familie. Und dann der ganze Ärger, den du da drinnen durchgemacht hast.« Aber wir haben hier auch gute Zeiten verbracht. Außerdem habe ich dieses Haus mit seiner Lage mitten in der Natur immer geliebt. Ich nehme diese unheimliche Macht ganz deutlich wahr. Kein Zweifel. An manchen Stellen ist es besonders schlimm. Im Bett oben unterm Dach oder in meinem Büro mit all den elektronischen Geräten. Und in der Küche, am E-Herd mit den Halogenstrahlern darüber. An der Wand mit Telefon, Fax und Anrufbeantworter. Der Baubiologe hat dort hohe Meßwerte festgestellt. Also schalte ich die Geräte ab, sooft es geht. Die einzig erträgliche Stelle befindet sich mitten in der Küche am Tisch, mit den vielen Kerzenstümpfen. Die sehen aus wie Opferkerzen vor einem Altar. Auch meine drei Schlafstellen der letzten fünfzehn Jahre sind hoch belastet. Zum Teil um das Zehnfache über dem Normwert. Kein Wunder, daß ich unter extremer Schlaflosigkeit leide. In der schlimmsten Zeit runter auf eine Stunde Schlaf pro Nacht. Eine Woche überhaupt nicht geschlafen. Das war die Hölle. Das hat meine Nerven zermürbt. Und dich auf den Plan gebracht, Parkinson. Davon bin ich überzeugt.

Das Elektrophänomen im Haus scheint periodisch zu kommen und zu gehen. Was kommt und geht in diesem Haus in gewissen Abständen? ... Die Heizung! Immer wenn die Therme anspringt, geht es los. Möglich, daß sich Kriechströme blitzschnell über das Heizungswasser in der gesamten Wohnung ausdehnen. Stelle die Heizung ab. Das hilft, aber nicht viel. Die Heizung ist nicht vorschriftsmäßig geerdet. Keiner geht der Sache auf den Grund. Die Elektriker winken ab: zu kompliziert, nutzlos, Einbildung. Ich schlage mein Hauptquartier am Kachelofen im Wohnzimmer auf. Verflixt nochmal, der Effekt ist auch bei ausgeschaltetem Strom noch da. Zweifel, ob das Ganze vielleicht nicht doch meiner Einbildung entspringt. Sollte der Nervenarzt rechthaben, als er mich warnte, ich solle aufpassen, daß... ja, was? Aussprechen tut es keiner, aber die Blicke sind eindeutig, als wollten sie sagen: »Stellen Sie sich nicht so an!« »Reißen Sie sich zusammen!« »Das bilden Sie sich alles doch nur ein.« »Jetzt fangen Sie aber an zu spinnen.« Angefangen hatte alles am Computer. Inzwischen verrichte ich nur noch die notwendigsten Arbeiten am PC. Originalton Neurologe: »Ich sitze auch elf Stunden am Tag vor dem Monitor. Und merke nichts.« Schöne Scheiße. Da wird der schwarze Peter einfach dem Patienten zugeschoben. Tagsüber, wenn ich unterwegs bin, regeneriere ich mich ein wenig. Aber auch die elektrischen Schwingungen im Auto haben manche Fahrt für mich zur reinen Tortur werden lassen. In Büros mit viel elektronischem Equipment oder in Kaufhäusern, die mit Halogenstrahlern ausgeleuchtet sind wie Fußballstadien, halte ich es nur kurze Zeit aus. Ziehe probehalber in ein nahegelegenes Gasthaus um. Dann in die leerstehende Wohnung einer Bekannten. Ohne Erfolg. Das heimtückische Phänomen verfolgt mich auch dorthin. Bei jeder Veränderung die Hoffnung, daß sich das Ganze doch noch zum Guten wendet. Die Hoffnung ist der Strohhalm, an den ich mich klammere. Und gehe immer wieder ins Haus zurück, um dort meine Arbeit fortzusetzen. Ich arbeite an zwei umfangreichen Projekten gleichzeitig. Beides Terminarbeiten, die längst überfällig sind (ein Buch über Thomas Mann und die Übersetzung eines amerikanischen Romans). Verbissen sitze ich vor dem verhaßten Computer. An den mich allerdings auch eine gewisse Sucht fesselt. Nachts surfe ich im Internet und suche dort mein Heil. Suche nach Informationen über Parkinson und Elektrosmog. Oder ich verschicke E-mails an Freunde in aller Welt und tröste mich so über meine Einsamkeit hinweg. Arbeiten kann man das nicht nennen. Dahinvegetieren.

Die Nächte sind besonders schlimm. Wenn mich die Schlaflosigkeit durchs Haus treibt, überkommen mich die seltsamsten Gedanken. Wie oft hat mich schon mein eigener Schatten erschreckt, der im flackernden Schein der Kerze hinter mir her zuckt. Eines Nachts höre ich Stimmen im Stockwerk unter mir. Wie kommen Leute in mein Haus, mitten in der Nacht? Ich steige die Treppe hinunter und erkenne die Stimmen. Es sind Freunde von mir. Und dann erst merke ich: Der Anrufbeantworter hat sich verselbständigt. Seit der Installation zweier Netzfreischalter spielt er verrückt. Er gibt die gespeicherten Nachrichten zu den unmöglichsten Tages- und Nachtzeiten von alleine wider. Eines Tages stelle ich fest, daß sich jemand an meinem Autoradio zu schaffen gemacht hat. In der Dunkelheit der Nacht bilde ich mir ein, jemand habe den Apparat manipuliert, eine strahlende Substanz installiert, die die Ursache für all meine Probleme ist. Bei Tageslicht betrachtet, lösen sich die nächtlichen Spukgeschichten in Wohlgefallen auf. Oft gibt es ganz einfache, logische Erklärungen dafür. Aber keinesfalls für alle. So stehe ich hier draußen in dieser eisigen Winternacht im Hof und zermartere mir den Kopf mit der Frage, wie ich hier draußen unter Strom stehen kann, wo doch der Strom abgeschaltet ist? Ich mache dieses Katz-und-Maus-Spiel nicht mehr mit. Das Faß ist voll. Jedes Mal, wenn ich der Ursache auf der Spur bin, fällt der Gegenseite etwas Neues ein. Dein Einfallsreichtum, Parkinson, ist enorm. Alle Achtung. Du bist ein wahrer *wizzard* auf dem Gebiet der Technik. Daß mein alter Monitor nicht gerade strahlungsarm war, das konnte ich mir selber denken. Daß aber auch die zahlreichen Monitore, die ich mir ausgeliehen, gekauft und wieder verkauft habe und die den neuesten Normen entsprachen, schädliche Auswirkungen hatten – selbst der teure Flachbildschirm, der ja keine Röhre hat und also auch keine Emissionen, so die Fachleute. Daß sogar die elektrische Schreibmaschine, auf die ich schließlich auswich, mir noch größere Schwierigkeiten bereitete. Daß du mich auf diesen langen, kostspieligen und vor allem nervenraubenden Irrweg geführt hast, das verübele ich dir, Parkinson, sehr. Den Vorfall mit der Reiseschreibmaschine hingegen verzeihe ich dir, denn der zählt zu den erheiternden, kapriziösen Erfahrungen, die wir auch hin und wieder machen, trotz allem. Du erinnerst dich: Als gar nichts mehr ging, kramte ich die alte mechanische Schreibmaschine hervor und war felsenfest davon überzeugt, daß damit der Kampf gegen den Elektrofeind beendet sei. Weit gefehlt! Auch dieses Gerät strahlte! Und ich war reif für die Klapsmühle. Das ging nicht mehr mit rechten Dingen zu. Wie erleichtert war ich, als ich kurz darauf feststellte, daß die Quelle der Strahlung in der Energiesparlampe über dem Wohnzimmertisch saß. Ich wechselte sie gegen eine normale Glühbirne aus. Das Geheimnis der mysteriösen Strahlung war gelüftet und das Problem beseitigt. Hinterher lachten wir beide herzhaft über diesen Vorfall.

So stehe ich heute hier im Freien und muß feststellen: Habe nun, ach, Computertechnik studiert und bin so schlau als wie zuvor. Und schaue verzweifelt zum Himmel hinauf – als ob von dort die Rettung kommen könne. Und sehe plötzlich ein Glitzern über mir in der Luft. Es sind die Kabel der Hauptstromleitung, die über den Hof führen! Wie sich herausstellt, ist unser Dorf eines der letzten in der Gegend, in dem die Stromzufuhr noch durch überirdische Leitungen kommt. Die Kabel führen direkt über die Dächer. Für mich steht fest, daß die elektrischen Felder um diese Leitungen auf den Hof herunter und in meine Wohnung hineinstrahlen. Trotz aller Dementis von Seiten des E-Werks. Da kann ich hundert Mal die Sicherungen rausdrehen. Jetzt ist auch verständlich, warum ich mich auch in anderen Häusern im Dorf unwohl fühle. Der Entschluß steht fest. Ich werde ausziehen. Nur wohin?

Fünf
Brief an die Tochter

Oktober 2000

Gestern abend aus Hannover zurückgekehrt. Zwei Tage EXPO. Zwei Tage in fremde Kulturen eingetaucht. Wenn du so willst, eine Weltreise in zwei Tagen. Afrika, Südamerika, Kuba, Kanada, Korea, Deutschland. Plus eine Zeitreise in die Zukunft. Zugegeben, eine virtuelle Weltreise, aber immerhin. Selbst die mußten wir uns hart erkämpfen, wer weiß, wie viele Kilometer wir zu Fuß gepilgert sind. Du wolltest unbedingt noch eine Bungee-Reise machen, senkrecht in die Luft, in stahlummanteltem Schleudersitz, purzelbäumeschlagend. Ich habe dich nicht gelassen. Abends erzählt uns unsere Wirtin von einem Unglück vor ein paar Wochen: Gummiseil gerissen. Ich gestehe, ich war um deine Sicherheit besorgt.

Bei mir hat die EXPO starke Eindrücke hinterlassen. Am besten haben mir die Länder der Dritten Welt gefallen. Da pulsierte das Leben, da herrschte Trubel in den Basaren, da stand der Mensch im Mittelpunkt: Tangovorführung bei den Argentiniern, afrikanische Trommeltänze, Zigarrendrehen bei den Kubanern. Unvergeßlich der brasilianische Pavillon. Eins von den wenigen Ländern, wo es für die Besucher etwas zu tun gab. Wie eine Oase der dunkle Raum, in dem wir unsere müden Füße auf dem mit Maiskörnern bedeckten Boden ausruhten. Die *kids* spielten wie am Strand, buddelten sich ein und warfen sich gegenseitig Körner um die Ohren. Da ging jedes Mal ein Aufschrei der Empörung durch den Raum. An den Wänden periodisch aufleuchtende Projektionen. Konkrete Poesie brasilianischer Dichter, in der von

Gleichgewicht zwischen Mensch und Natur die Rede war. An den Wänden Kopfhörer, aus denen das Rauschen des Meeres ertönte. Draußen eine Riesenwand mit unzähligen Holzstecken, in die wir deinen Namen und deine Silhouette eingravierten. Ob sie wohl noch da sind?

In den übrigen Pavillons wimmelte es nur so von Multimedia, Computern, Monitoren, Videos, gigantischen Projektionen. Eine virtuelle Welt, in deren Mitte der Mensch – ehemals Krone der Schöpfung – recht verloren herumstand. Es schien, als hätte man den Ländern zur Auflage gemacht: »Ihr dürft nur teilnehmen, wenn ihr euch multimedial darstellt.« Originalität schien verpönt. Realistische Darstellungen ebenso. Deutschland überraschte mit Dichtern und Politikern. Janosch, Robert Gernhardt, Ludwig Erhard... aber auch die tot, aus Gips, unnahbar. Und auf dem Planeten der Zukunft, da gingen urzeitliche Natur und Medienwelt eine merkwürdige Symbiose ein. Seltsam das fledermausähnliche Luftschiffgehäuse mit natürlichen und künstlichen Flügeln nebeneinander an ein und demselben Rumpf. Arche Noah der Zukunft?

Im Vorfeld hatte ich meine Zweifel, ob ich die EXPO durchstehen würde. Hatte einen ganz schönen Bammel davor. Ein Tag Buchmesse hatte mir meine Grenzen aufgezeigt. So ein Messetag geht mächtig an die Substanz. Das Menschengedränge, der nicht endenwollende Fußmarsch, schlechte Belüftung, Flutlichtbeleuchtung, der psychische Stress, besonders für unbekannte Autoren. Eigentlich wollte ich den EXPO-Besuch abblasen. Aber du warst traurig, und so entschloß ich mich, die Sache durchzuziehen. Deinetwegen. Versprochen ist versprochen. Daß die Sache ein Riesengaudi werden würde, das konnte ich ja nicht ahnen.

Ich will dir erzählen, warum der EXPO-Besuch bei mir tiefe Spuren hinterlassen hat. Im Frühsommer trafen wir in München eine Bekannte, die ebenfalls an Parkinson erkrankt ist. Erinnerst du dich? Wir schauten uns gemeinsam eine Ausstellung in der Neuen Pinakothek über Giorgio Morandi an, den ich sehr verehre. An der Kasse sagte Frau R. lauthals: »Ich bin schwerbehindert. Bekomme ich Ermäßigung?« Und dann noch lauter: »Und dieser Herr da ist auch schwerbehindert.« Ich hätte im Boden versinken können. Ich weiß zwar, daß ich behindert bin, aber ich versuche die Tatsache zu verbergen und hänge sie nicht an die große Glocke. Hinzu kommt, daß einem Parkinsonkranken die Behinderung nicht auf den ersten Blick anzusehen ist, so daß Beobachter denken könnten, der simuliert ja nur. Nach dem Ausstellungsbesuch sprachen wir in einem Straßencafé darüber. Es war ein schöner, warmer Frühsommertag, und ich fühlte mich an meine Studentenzeit in München erinnert. Das Gespräch veränderte meine Haltung zu meiner Behinderung. Die Selbstverständlichkeit, mit der die andere mit ihrer Behinderung umging, schwappte auf mich über. Zu Hause angekommen, beantragte ich einen Schwerbehindertenausweis. Zwei Tage vor der EXPO kam der Bescheid. Siebzig Prozent Behinderung. Die EXPO war der erste Testfall. Es gab Wartezeiten bis zu vier Stunden. Behinderte wurden vorgelassen. Wir zogen schnurstracks an den kilometerlangen Menschenschlangen vorbei – ich vermeinte zu spüren, wie sich die vorwurfsvollen Blicke der Wartenden in meinen Rücken bohrten. Kannst du dich noch an den Mann erinnern, der am Ende einer langen Schlange stand und dem wir zuwinkten, als wir an ihm vorbeigingen? Der war richtig sauer auf uns. Das war Parkinson.

Vorne angekommen, sagte ich mein Sprüchlein auf. Das wirkte Wunder. Wir wurden anstandslos eingelassen. Keine peinlichen Fragen. Es war wie im Märchen. Sesam-öffne-dich. Wir konnten es kaum fassen. Und so sahen wir mehr von der EXPO, als wir uns hätten träumen lassen. Am ersten Tag nutzten wir unser Privileg noch zögerlich, dafür wurde der zweite Tag ein voller Erfolg. Du warst mächtig stolz auf deinen Vater. So hatte die Krankheit auch mal einen Vorteil. Ich wandte zwar ein, daß ich lieber gesund wäre und auf diesen Vorteil verzichten würde – du aber hieltest dem entgegen: »Ja, ja, ich weiß, Papa. Aber da du nun einmal krank bist...« Ich habe viel über dieses »Ja, ja, ich weiß« nachgedacht. Du hast von Anfang an die Tatsache akzeptiert, daß dein Vater krank und in vielerlei Hinsicht eingeschränkt ist. Er kann nicht mehr ausgelassen mit dir herumtollen, wie wild Fußball spielen oder abenteuerliche Unternehmungen machen. Er muß sich schonen, immer darauf bedacht sein, daß er seine Grenzen nicht überschreitet. Vieles, was Kinder in deinem Alter mit ihren Vätern tun, kommt für ihn nicht mehr in Frage. Du hast dich nie darüber beklagt. Nie habe ich ein Murren gehört. Ihr Kinder seid einfach toll. Ihr habt mehr Verständnis als viele Erwachsene. Die tun sich oft sehr schwer im Umgang mit Krankheiten. Die große Mehrheit vermeidet es, über Krankheiten zu sprechen. Einige haben sogar den Kontakt mit mir ganz abgebrochen, als wäre Parkinson ansteckend, als hätte ich die Krätze. Sie haben Angst, daß sie ein ähnliches Schicksal ereilen könnte. Als ob man einer Gefahr dadurch entgehen kann, daß man sie ignoriert.

Das erinnert mich an die Gralsgeschichten um König Artus und die Ritter der Tafelrunde. Artus leidet an einer schweren Krankheit, von der er nur erlöst werden kann, wenn einer der Ritter ihn danach befragt. Aber keiner stellt die erlösende Frage. Es ist dem jugendlichen Einfaltspinsel Parzifal vorbehalten, die entscheidende Frage zu stellen.

Vor ein paar Tagen kam eine Familie auf unseren Bauernhof, um Äpfel zu kaufen. Ich bediente sie. Der Junge fragte sofort und ohne Umschweife: »Warum zittern Sie denn so?« Seine Mutter antwortete an meiner Stelle – mit vorwurfsvoller Stimme: »Der Mann wird wohl krank sein.« Was ich sofort bestätigte. Der Junge behielt mich genau im Auge.

Dieser zitternde Mann, der interessierte ihn, und es war für ihn das Selbstverständlichste in der Welt, danach zu fragen.

Ich bin dir sehr dankbar, daß du soviel Verständnis und Geduld aufbringst. Das gibt mir Kraft und Mut. Ich erwarte kein Mitleid. Auch will ich nicht anders behandelt werden als ›normale‹ Menschen. Was mir hilft, das sind Rücksicht und Verstehen. Verstehen, daß ich so bin, wie ich bin. Daß ich keine Bäume ausreißen kann. Daß ich mich nicht absichtlich langsam bewege, mit dem Fuß schlurfe oder gebeugt gehe. Du weißt wohl – ohne es je gesagt zu haben –, daß dies Dinge sind, die von meinem Willen unabhängig sind. Und daß es keinen Zweck hat, zu sagen: »Geh gerade!« »Sprich lauter!« Es ist, als sagte man einem Blinden: »Stell dich nicht so an. Sieh!« Leider hängt mein Wohlbefinden von vielen Faktoren ab. Es gibt keine festen Regeln. Was mir heute gut tut, kann mir morgen schaden. Es ist bestimmt nicht einfach für dich, das jeweils nachzuvollziehen. Mir tut es gut, dich und deine Freundinnen um mich herum zu haben. Eure jugendliche Frische, euer kindlicher Enthusiasmus, mit denen ihr das Leben anpackt, tun meiner Seele gut und halten mich in Schwung.

Du weißt, daß der Umgang mit meiner Krankheit alles andere als einfach ist. Du weißt, daß ich ständig enorme Anstrengungen mache, um mir das Leben einigermaßen erträglich zu machen. Natürlich mache ich das alles in erster Linie für mich selbst. Aber ebenso wichtig bist du mir. Ich wünsche mir sehr, daß du einen Vater hast, der möglichst lange für dich da ist, der dir zur Seite steht, wenn du ihn brauchst, ein Freund, auf den du dich verlassen kannst, in guten Zeiten wie in schlechten. Auch wenn alle Stricke reißen. Und es freut mich sehr, wenn wir gemeinsam so tolle Unternehmungen machen können wie unseren EXPO-Besuch. Aber ich will einfach auch nur für dich da sein und freue mich, wenn du bei mir bist. Das Leben um mich herum ist stiller geworden. Ich brauche viel Ruhe. Es stimmt mich oft traurig, daß wir zusammen nicht ab und zu mal ordentlich auf die Pauke hauen können. Aber das läßt sich nun mal nicht ändern. Oder vielleicht doch?

Habe ich dir eigentlich schon erzählt, daß ich mit diesem Typ Parkinson Freundschaft geschlossen habe? Nein? Das ist der, der in letzter Zeit immer bei mir herumlungert. Wie ein ungebetener Gast. Er hört alle Gespräche. Schaut bei allem zu, was ich mache. Geht überall mit hin. Hängt an mir, wie eine Klette. Er hält sich zwar meistens im Hintergrund. Aber in letzter Zeit mischt er sich immer häufiger ein. Er ist derjenige, dem ich diesen ganzen Schlamassel zu verdanken habe. Obwohl ihn nicht allein die Schuld trifft. Die Schuldfrage ist eine äußerst kniffelige Sache. Ich habe mich lange mit ihm darüber unterhalten. Er hat mich auf Dinge aufmerksam gemacht, von denen ich bisher nichts wußte. Der verdammte Kerl weiß besser über mich Bescheid als ich selber. Woher weiß der das alles bloß? Hat scheinbar viel Erfahrung mit dieser Krankheit. Deshalb heißt er wohl auch so. Nun, es ist eine Freundschaft ganz besonderer Art, die wir da geschlossen haben. Ich will dir eine Sache verraten, die er mir anvertraut hat. Behalt es für dich. Ich habe ihm versprechen müssen, daß ich's nicht weitersage. Wie du weißt, sagen die Ärzte, die Parkinsonkrankheit sei unheilbar. Parkinson hat aber angedeutet, daß eine Heilung unter bestimmten Umständen möglich sei. Was das für Umstände sind, hat er nicht gesagt. Aber er hat mich ganz eindringlich darauf hingewiesen, daß ich selber ganz fest davon überzeugt sein muß. Daß ich mich viel bewegen, klug mit meiner Energie und Zeit haushalten muß ... Wenn ich auf ihn höre, sagte er, dann ... Der Typ läßt sich nie ganz festnageln. Aber ich hab' das Gefühl, er meint es gut mit mir. Ich bin gespannt, was er noch alles für mich in petto hat. Jedenfalls fordert er mich ganz schön heraus. Wenn ich mich auf die faule Haut lege, und Trübsal blase, dann wird er ziemlich sauer. Er war schon mehrfach drauf und dran, die Freundschaft aufzukündigen. Ich muß mich da ganz schön am Riemen reißen.

Aber nicht weitersagen. Ich hab' dich nur eingeweiht, weil ich denke, daß du ein Anrecht darauf hast, Bescheid zu wissen. Schließlich spielst du ja in meinem Leben eine ganz, ganz wichtige Rolle. Ich bin überzeugt, gemeinsam werden wir es schon schaffen. Wir werden es den Leuten zeigen. Die werden sich wundern. Ja, wundern! Genau das Wort hat Parkinson gebraucht. Wunder!

Sechs
Wenn die Zeit stillsteht

Zu seiner Konfirmation bekam er eine Armbanduhr geschenkt. Es war seine erste. Er war sehr stolz darauf. Der ganze Aufwand hatte sich also gelohnt. Kurz nach den Festivitäten lag er mit einer Erkältung im Bett. Und mit seiner Uhr. Er zog die Uhr vorsichtig auf. Zählte die Umdrehungen... achtundzwanzig... neunundzwanzig... dreißig... das müßte reichen. Am nächsten Tag stellte er mit Schrecken fest, daß die Uhr nachging. Gehörig nachging. Er hielt sie ans Ohr. Sie tickte nicht mehr! Dabei hatte er sie doch aufgezogen. Dreißig Umdrehungen. Kein Zweifel, die Uhr war stehengeblieben. Sie war kaputt. Funkelnagelneu und schon kaputt. Wahrscheinlich hatte er sie überdreht. *Quelle domage.* Ihm kamen die Tränen. Er wagte es kaum, seiner Mutter mitzuteilen, was passiert war. Sie schaute sich die Uhr an, und... beruhigte ihn. »Die Uhr ist gar nicht aufgezogen.« – »Doch!« – »Ich zeige dir, wie man das macht.« Jetzt erst fiel ihm auf, daß er die Uhr falschherum aufgezogen hatte. Im Leerlauf sozusagen. Sein Linkshändertum hatte ihm abermals einen Streich gespielt. (Er glaubte immer, das Wort hieße Linkshändler. Wußte aber nicht zu sagen, was er eigentlich für ein Händler war.)

Die Uhr war stehengeblieben. Ein normaler Vorgang. Passiert anderen auch. Die Uhr steht still. Und damit auch die Zeit. Jedenfalls scheint es so. Wir setzen Uhr mit Zeit gleich. Fälschlicherweise. »Wieviel Uhr ist es?« fragen wir. Der Engländer fragt nach der Zeit: *»What time is it?«* Uhr und Zeit sind hier identisch. Dabei wissen wir, daß die Zeit gar nicht stehengeblieben ist. Lediglich das Instrument, mit dem

Zeit gemessen wird. Und trotzdem ist jedes Mal die Aufregung groß, wenn eine Uhr stehenbleibt. Man kommt sich dann immer recht hilflos vor. Auch, wenn die Zeit »umgestellt« wird. Auf Sommer- oder Winterzeit. Man gaukelt uns vor, man könne die Zeit umstellen. Als gäbe es zweierlei Zeiten. Auch die Schaltjahre oder der dünnbrüstige Februar sorgen immer wieder für Irritation. Es ist schon merkwürdig, wie abhängig der Mensch von seinen Hilfsmitteln ist. Wir haben offenbar unseren natürlichen Sinn für Zeit verloren. Dabei ist doch nichts einfacher als die Orientierung an Sonne, Mond und Sternen, an Licht und Dunkelheit. Trotzdem kommt es immer wieder zu äußerst seltsamen Feststellungen: »Das war aber ein langer Tag!« hört man den einen sagen, und den Tag der Landung der Alliierten 1944 in der Normandie bezeichnete man als »the longest day«. Und dann gibt es Menschen, die von sich behaupten: »Ich habe keine Zeit!«

Offenbar gibt es neben dem meßbaren mathematisch-physikalischen Zeitbegriff ein individuelles Zeitgefühl, das von Mensch zu Mensch verschieden ist. Das eigene, subjektive Zeitgefühl stimmt immer, will heißen, es stimmt für das jeweilige Individuum. So ist es möglich, daß für mich ein Tag recht schnell vorbeigegangen sein mag, derselbe Tag für einen anderen Menschen aber eher langsam. »Die Zeit läuft mir davon«, hört man manche Leute sagen. Alte Menschen haben mehr Zeit als andere, obwohl ihnen nicht mehr viel Zeit bleibt. Kinder haben unendlich viel Zeit. Bis ihnen die Erwachsenen ihren Zeitplan überstülpen. Und Menschen, die Angst haben, kommt die Zeit sehr lang vor. Und warum soll für den einen oder anderen die Zeit nicht auch stehenbleiben können? Der Tod ist der absolute Stillstand der Zeit. Wenn auch nur für den Verstorbenen.

Parkinson ist ein Meister im Umgang mit Zeit. Zeit ist seine *materia magica*. Ich erinnere mich genau daran, als er mir einen ersten Einblick in seine Kunst gab. Er lehrte mich, was es heißt, wenn wir sagen, die Zeit steht still. Dagegen war das Stehenbleiben meiner Armbanduhr eine Lappalie. Jenes Erlebnis zählt zu den schrecklichsten, aber auch faszinierendsten Erfahrungen, die ich je gemacht habe.

29. August 1998
nachmittags beim physiotherapeuten zur massage. komme abgehetzt an, wie immer. in letzter zeit komme ich zu allen terminen zu spät. weil ich zu spät aufbreche. dabei müßte ich nur früher losfahren. genau das ist das problem: rechtzeitig in gang zu kommen. es ist, als hätte man mir eine sperre eingebaut, über die ich keine macht habe. ohnmächtig. es kostet große überwindung, die sperre zu lösen. das geht mal schneller, mal langsamer, unabhängig vom willen. folglich bin ich immer zu spät oder zu früh dran. unzeitgemäß. das zeitgefühl ist durcheinandergeraten.

die schöne M. assistiert. immer gut gelaunt. nur als ihre mutter an krebs starb, da hat es auch sie aus der bahn geworfen. entspanne mich bei fango, atme tief ein und aus, lasse leere in mir entstehen, entspannungsmusik zu laut, kann nichts machen, bin von kopf bis fuß in handtücher und decken eingewickelt, wie eine mumie. fühle mich hilflos, hasse diesen zustand. ziehe die arme raus und beginne selbst mit kopfmassage. dann lege ich mir ein tuch über die augen; komme zur ruhe, bin entspannt. W. kommt herein und beginnt mit der craniosacralen therapie, ich atme im selben rhythmus mit, tiefe züge, gleichmäßig, in den kopf hinein, wie beim Qi Gong, die schlechte energie raus, die gute rein. atem wird langsamer, flacher, kaum noch wahrnehmbar, absolute ruhe, W. verläßt den raum, still und schnell, um mich herum dunkel, nur die sphärenklänge gehen weiter, eintönige klaviermusik, mit gewitterdonner im hintergrund, oder ist es die brandung des meeres, mein körper kommt mir steif vor, mir ist, als schwebe ich, nicht hoch, sondern knapp über der bahre. in dem moment, als W. den raum verläßt, wird es vor meinem inneren auge noch dunkler – kohlrabenschwarz, der sargdeckel ist zugefallen. liege in geschlossenem sarg, bin gestorben, obwohl ich spüre, daß sich noch etwas in mir regt. seit meiner jugend verfolgt mich die angst, bei lebendigem leib begraben zu werden und nicht mehr rauszukönnen. ich weine. so ist das also, wenn man stirbt. wenn man tot ist. ich bin doch noch zu jung zum sterben. trauer. jetzt noch nicht. dabei hatte ich mich auf diese situation vorbereitet: keine angst haben; jung sterben macht nichts, wenn man ein erfülltes leben hinter sich hat. das hier geht mir aber entschieden zu schnell, nichts mehr zu machen, gerade noch zeit für ein paar tränen. doch so schnell stirbt es sich nicht. nebenan im personalzimmer stimmen. was die für triviale sorgen haben. während ich hier im sarg liege. kümmern sich einen scheißdreck um mich. haben mich einfach vergessen. merkwürdigerweise funktioniert mein gehirn noch. aber der körper ist steif, keine regung. und immer die ungewißheit, ob ich mir nur einbilde, ich sei bewegungsunfähig, oder ob ich es tatsächlich bin. tatsache ist, es regt sich nichts, gar nichts, keine zuckung, nicht einmal das übliche ziehen und zerren in der rechten hand. kein kopfdrücken. die zeit vergeht. kommt mir sehr lang vor, halbe stunde, oder mehr. also ist sie doch nicht stehengeblieben. so etwas noch nie erlebt. möglich, daß W. mich in trance versetzt hat, aus der ich jetzt nicht mehr rauskomme. wie wird das enden? werde ich da je wieder rauskommen? mehr und mehr breitet sich der gedanke aus, daß dies ein freezing *ist. typische bewegungshemmung bei parkinson. kommt ganz plötzlich, wie aus heiterem himmel. als ob jemand den strom abgestellt hat.* rien ne va plus. *und das bei vollem bewußtsein. kann bis zu drei tagen dauern. es gibt medikamente dagegen. aber wie soll man die nehmen, wenn man sich nicht bewegen kann.*

der groupier hat mir den lebenssaft weggeharkt. da liegst du nun, und das gehirn gibt den befehl: »*beweg dich!*« »*steh auf!*« »*klapp diesen verfluchten sargdeckel wieder auf!*« *es geschieht aber nichts. der verdammte körper hört nicht mehr auf mich. nur das bewußtsein ist wach. Die härteste strafe für einen intellektuellen. du kannst denken, aber nichts mehr tun. dein denken ist sinnlos geworden, reine theorie, ohne jegliche relevanz. es hört niemand mehr auf dich. das alles denke ich nicht. gedankenfetzen, die durch das gehirn zukken, unabhängig von meinem willen. mein hirn ist auf das eine fixiert, das mich im moment fasziniert und schockiert:* freezing. *es hat mich erwischt. gottseidank hier auf der bahre und nicht im auto. hatte immer gedacht, das* freezing *kommt erst viel später. hast mich ganz schön geölt, parkinson. unter freunden eigentlich nicht üblich, oder? kündigst nie an, was du vorhast, du gauner. läßt dir nicht in die karten schauen. möglich, daß das alles eine gewaltige selbsttäuschung ist. kein ende dieses zustands in sicht. verzweiflung. wann kommt denn endlich jemand? was, wenn ich hier vergessen werde? abgestellt in dieser kleinen kammer! dann kommt M. plötzlich rein, schwungvoll wie immer:* »*aufgewacht!*« »*lange genug geschlafen.*« *versucht, mich aufzumuntern. das licht ist jetzt an, das spüre ich durch die augendeckel. die lider zucken. sonst regt sich nichts. also ist noch leben in mir. will sprechen, geht aber nicht. oder kokettiere ich nur mit der idee, daß das alles nicht geht? dramatisiere ich die situation nur, mit meinem fatalen hang zum leiden? aufmerksamkeit erheischen, mitleid. die spannung zerreißen! gelingt mir aber nicht. weil ich nicht kann, will? ... weiß der teufel ... M. geht wieder raus, nichts ahnend. nichts zu machen. wird sie wiederkommen? sie kommt wieder.* »*jetzt wird's aber zeit, los, hoch! sauerstoff-therapie, radfahren ... was ist denn los?*« *ich versuche, die lippen zu bewegen. es gelingt mir, zu brabbeln:* »*kann nicht ... kann mich nicht bewegen.*« *ich glaube, sie fängt an zu begreifen, was los ist. aber, wie kann sie das begreifen, sie ist doch noch so jung. »hol W.,« sag' ich. »der ist schon weg.« ich gerate in panik. dann hebt M. den einen arm hoch. der sinkt wieder runter. dann den anderen. zieht ein bein über die bahrenkante, richtet meinen oberkörper auf. der läßt sich das gefallen. er ist schwer und passiv. bin sehr erschöpft. mein gesicht fühlt sich warm an. offenbar geht das leben weiter. M. legt arm um meine schultern, ich den meinen um sie. die praxisräume sind leer. ich schleppe mich in den übungsraum. bin erstaunt, daß diese erfahrung nicht schwerer auf mir lastet... jetzt fühle ich mich gereinigt und unbeschwert. später erzähle ich W., was vorgefallen ist. meine angst, bei lebendigem leib begraben zu sein, macht ihn hellhörig. scheint ein auffälliges homöopathisches symptom zu sein. vielleicht hat dieses erlebnis mich von der angst befreit. jedenfalls bin ich in eine neue dimension vorgestoßen. die grenze zwischen leben und tod ist verwischt. das leben ist in das reich des todes vorgedrungen, der tod ins leben. die zeit ist stehengeblieben. meine zeit.*

Sieben
Co-Autor Parkinson

Das Aktienfieber steigt und steigt. Unaufhaltsam. Wen es ereilt, der ist ihm hilflos ausgeliefert. Dagegen ist kein Kraut gewachsen. Es gleicht einer Sucht, die den, der davon befallen ist, in eisernem Griff hat. Und es ist ansteckend, wie die Pest. So etwas hat es in England noch nie gegeben. Bald ist die ganze Nation davon erfaßt. Diejenigen, die Geld besitzen, legen es in Aktien an, und die, die keins haben, borgen sich welches. Und kaufen ebenfalls Aktien. Der Wert der Aktien steigt. Er steigt höher und höher, und je höher er steigt, desto mehr Aktien werden gekauft. Und je mehr Aktien gekauft werden, desto höher steigt ihr Wert. Der vervielfacht sich innerhalb weniger Wochen. Und den Käufern wird das Blaue vom Himmel versprochen. Sie kaufen und kaufen. Sie befinden sich in einem Rausch, und niemand und nichts in der Welt kann sie davon befreien. Die dazu in der Lage wären, sind selber davon befallen. Die Spannung steigt bis an die Grenze des Unerträglichen. Irgendwann wird sie zerplatzen wie eine Seifenblase. Doch daran möchte niemand denken. Die Aktionäre kennen nur den einen Gedanken: daß sich der Wert der Aktien weiter erhöhen möge, ganz von alleine, ohne ihr Dazutun. Man muß nur stillhalten, daran glauben, und, um Gotteswillen, bloß nicht verkaufen.

South Sea Bubble. Unter diesem Namen geht der erste große Aktienskandal Englands in die Geschichte ein. Südseeblase. Seifenblase. Die Südsee-Handelsgesellschaft betreibt das Geschäft mit den Kolonien in Übersee in großem Stile. Sie ist mit der englischen Staatskasse aufs engste verquickt. Ihre Manager sind angetreten, die Staatsfinanzen zu sanieren. Und haben zu diesem Behufe die gesamte Staatsschuld übernommen. Sie genießen das Vertrauen der englischen Krone, die froh ist, das lästige Geschäft mit den Finanzen loszusein.

Es kommt – wie sollte es anders sein – die Stunde der Wahrheit. Wir schreiben den achtzehnten August des Jahres 1720. Der Höhepunkt der Aktienkurse ist überschritten. Die Kurse purzeln ins Bodenlose. Binnen kürzester Zeit. Die Seifenblase ist zerplatzt. Und die Masse der Aktionäre ruiniert. Die Reichen sind noch reicher geworden. Die Mehrheit aber hat ihr gesamtes Vermögen verloren. Die einen suchen den Freitod. Die andern wandern aus. Den Dritten helfen Freunde, die es nicht so schlimm erwischt hat, über die Runden. Der Rest ist verarmt.

Eine ganze Reihe Intellektueller suchte ihr Heil im Aktienhandel: Alexander Pope und Jonathan Swift, der Portraitmaler Sir Godfrey Kneller und die Schriftstellerin Mary Wortley Montagu, eine Cousine Henry Fieldings. Sowie John Gay, Autor der *Bettleroper*, der sich eine beträchtliche Summe Geldes auslieh und investierte. Kluge Freunde rieten ihm beizeiten, zu verkaufen. Zwanzigtausend Pfund Gewinn. Achtzig Pfund im Jahr genug für ein sauberes Hemd und eine Hammelkeule pro Tag. Gay aber träumte vom großen Reichtum. So verlor er am Ende alles, verkroch sich in seinem Bett und wäre um ein Haar gebrochenen Herzens gestorben.

Alexander Pope hatte mehr Glück. Verlor nur einen Teil seines Vermögens, und konnte es sich noch leisten, über die Natur des Aktienfiebers zu sinnieren. »Es will mir scheinen,« schrieb er an den Bischof Atterbury, »als strafe Gott die Habgierigen mit ihren eigenen Mitteln, eben mit der Sünde selbst, so, wie er es häufig mit Sündern tut. Ihr Vergehen war die Habsucht, und eben diese Habsucht war auch ihre Strafe und ihr Ruin.«

Die Habsucht treibt die Menschen dazu, Dinge zu tun, für die sie sich normalerweise nicht hergeben würden. Während der *South Sea Bubble* versuchten alle möglichen dubiosen Entrepreneurs ihr Glück mit zwielichtigen Unternehmungen. Aktiengesellschaften schossen wie Pilze aus dem Boden, die das Unmögliche möglich zu machen versprachen: Silber aus Blei zu gewinnen; flüssiges Quecksilber in festes zu verwandeln; ein Rad zu bauen, das sich endlos dreht; eine Kanone zu konstruieren, mit der man runde und eckige »Kugeln« abfeuern kann (runde für Christen und eckige für Türken). Ein Unternehmen bot Eheleuten eine Versicherung gegen Scheidung an.

Schauplatz all dieser Aktivitäten war die *Change Alley* von London. In dieser engen Gasse wurde der gesamte Aktienhandel abgewickelt. Inmitten des geschäftigen Treibens gab es eine Gestalt, die sich von allen anderen Menschen in der Gasse abhob. Sie war nur schwer auszumachen, denn sie hatte eine gebückte Haltung eingenommen und ging in der Menschenmenge unter. Offenbar gehörte sie weder zu den Käufern von Aktien noch zu den Verkäufern. Bei näherem Hinsehen erkannte der stutzig gewordene Beobachter, daß die Gestalt ihr Dasein auf höchst seltsame Weise fristete. Nicht die Habgier hatte sie in diese unerhörte Lage gebracht, sondern die schiere Not.

Als er versuchte, sich aufzurichten, durchdrang ihn ein stechender Schmerz. Er dachte, der Schmerz hing mit seiner Haltung zusammen und würde beim Aufrichten nachlassen. Beim Aufrichten aber stieß er gegen ein Etwas, das ihn daran hinderte. Es war, als schränkte ihn ein Riegel in seiner Bewegungsfreiheit ein. Mit seinen Händen tastete er unbeholfen auf seinem Rücken herum, aber die Barriere mußte in ihm stecken, denn außen fand sich nichts. Immer wieder mühte er sich von neuem, der fatalen Stellung zu entrinnen. Ohne Erfolg. Der Schmerz war indessen am größten, wenn er sich gegen die Sperre aufbäumte, und so hielt er schließlich in seinen Bewegungen inne. In Ruhestellung verspürte er Linderung.

An die Stelle der Ausbruchsversuche trat das naive Hoffen, der Schmerz würde von alleine verschwinden, wenn er nur geduldig wartete. Zuerst war es ein zuversichtliches, gottvertrauendes Hoffen, das sich – als nichts geschah – verdichtete und wiederum in ein Aufwallen der Gefühle mündete, in ein wildes Verlangen nach Befreiung aus der Umklammerung. Jede noch so geringe Anstrengung des Körpers ließ den Schmerz zur plötzlichen Fontäne anschnellen.

Die Augen hielt er geschlossen – vor Angst und Schmerz. Auf seinen Rücken reichten sie ohnehin nicht, so sehr er sie auch verdrehen mochte. Es drängten sich ihm penetrante bildhafte Vorstellungen auf, die sein Gehirn belagerten. Allen voran der eiserne Riegel, dessen metallenes Dröhnen er deutlich hören konnte. Er hörte den Riegel, also gab es ihn. So ehern klang er, daß jeder Versuch der Aufbäumung dagegen unsinnig war.

Ein dunkler Raum war sein Körper, ohne Tür und Fenster. Eine knöcherne Zelle, in der er gefangen war. So niedrig war sie, daß er sich nicht aufrichten konnte und fortwährend gegen die Decke stieß. Aber saß das Hindernis nicht in seinem Rücken? Gleichwohl ertappte er sich dabei, wie er nach einem Ausgang tastete. Als hätte er nicht einfach die Augen zu öffnen brauchen. Doch in ihm und um ihn herum war es stockfinster.

Ein Kaninchen tauchte auf, verharrte in angespannter Bewegungslosigkeit, auf die Schlange starrend, das Zittern nach innen gerichtet. Ein solches Kaninchen wäre er gerne gewesen, da gab es nichts Geheimnisvolles: Es hatte einen Feind, der ihm offensichtlich gegenüberlag. Damit konnte man etwas anfangen. Klare Verhältnisse. Sein Feind war unsichtbar, hinterlistig, gemein. Zu beneiden war dieses Kaninchen, mit seiner überschaubaren, traurigen Welt. Was wohl in ihm vorgeht: Spürt es Gefahr, Angst – wie er – oder Freude? Vielleicht ist ihm seine Umwelt gleichgültig und es hat überhaupt keine Gefühle. Sein Äußeres so anheimelnd, kuschelig, Trost spendend. Schon glaubte er dieses Kaninchen zu sein. Nur die

Schlange war nicht seine Schlange, sie war ihm fremd. Oder sie war zum Riegel erstarrt.

    Wie lange er so dagestanden haben mochte, wußte er nicht; viel wichtiger: Wie lange würde er noch so dastehen müssen? Wenn er wenigstens wüßte, was das Unglück, das über ihn hereingebrochen war, ausgelöst haben mochte. Dann hätte er den Schlüssel in der Hand, es umzukehren. Er brauchte dann nur den Riegel zurückzuschieben. Doch erst einmal mußte er herausfinden, ob er durch eigenes Verschulden in die vermaledeite Lage geraten war.

~ ~ ~

Er solle sich nicht so weit vornüberbeugen, hatte einer der Herren gesagt. Begleitet von einem Fußtritt in die Beine. Beinahe wäre er gestrauchelt. Sofort, ohne Zaudern, hatte er sich pflichtbewußt aufrichten wollen. Da war das Unglück eingetreten. Dabei hatte er sich höchstens um einen halben Zoll weiter hinuntergebeugt, mehr auf keinen Fall. Kaum merkbar. Und doch war es aufgefallen. Stets hatte er sich bemüht, die ideale Stellung einzunehmen, um den Herren die Arbeit zu erleichtern. Am Anfang war das schwierig gewesen; es bedurfte enormer Anstrengung und Überwindung, bis er seinen Rükken weit genug hinunterzwingen und stundenlang in derselben Stellung ausharren konnte. Monate, Jahre hatte es gedauert. Stück für Stück hatte er sich federnd vorgeprescht. Grad um Grad. Und immer hatte er nach geleisteter Arbeit erleichtert zurückfedern können, wenn auch nie mehr ganz in die Ausgangsstellung. Jedes Mal einen Deut weniger.

    Dieses Mal gab es kein Zurück. Es war bestimmt nicht mehr als ein läppischer Grad gewesen, und damit war er – ja: damit war er in der Horizontalen angelangt. Sein Rumpf bildete jetzt einen rechten Winkel mit den Beinen. Eine geometrisch exakte Figur. Das sollte ihm erst einmal einer nachmachen. Eine ebene Fläche, ideal zum Schreiben. Ein lebender Tisch. Ein Tisch? – Das war es! Er war zum Tisch geworden!

Aber selbst als Tisch war er nun unbrauchbar geworden, und er ahnte, daß es nie wieder so sein würde wie früher. Man hatte aufgehört, auf ihm zu schreiben, und sich jemand anderes genommen. So schnell ging das. Einmal nicht aufgepaßt und schon war es aus. Daß er es nicht wiedergutmachen konnte, das war das Furchtbare. Der Riegel war augenblicklich vorgeschoben worden.

Dabei hatte er jahrelang denselben Herren gedient. Nie hatte es Beanstandungen gegeben. In der Gasse galt er als zuverlässig. Darauf war er stolz. Er tat seine Arbeit zwar nicht mit Freude, aber doch eifrig und unterwürfig. Schließlich wurde er für sein Gebeugtsein bezahlt und fristete damit sein Leben.

Hätte er doch nur die Idealstellung beibehalten, die etwa bei siebenundsechzigeinhalb Grad lag! An der Art und Weise, wie auf ihm geschrieben wurde, hatte er ablesen können, daß dies die richtige Haltung war. Die Schrift zügig, flüssig, schön geschwungen, mit gleichmäßigem Druck, der Schreiber konnte sich, wenn er wollte, mit einer Hand, einem Arm abstützen, das Schreibpapier lag eben auf der Unterlage und rutschte nicht weg. Ein perfektes Arrangement. Aus unerklärlichem Grunde war in letzter Zeit der Druck gewachsen, und sein Rücken hatte dem nicht standgehalten.

∾ ∾ ∾

Natürlich hatte er Nachteile in Kauf nehmen müssen. Sein Gesichtskreis wurde von Grad zu Grad eingeschränkter. Anfangs hatte er das Treiben und Handeln in der Gasse vollends übersehen können, später war es nur noch ein drei bis vier *yards* messender Ausschnitt. Aus nichts als Beinen, Waden, Füßen, Strümpfen und Schuhen bestand seine Welt, und aus den kotbedeckten Pflastersteinen, deren Gerüche ihm nun direkt in die Nase stiegen. Auch konnte er nicht mehr, wie einst, im Bett liegen. Er schlief jetzt sitzend, den Rücken, sein wertvolles Instrument, an die Wand lehnend. Als ob er ihn zwischen sich und der Wand schützen wollte.

Er empfand dies nicht als Nachteil. Zwar war seine Welt geschrumpft, aber den Rest kannte er in- und auswendig: die Gasse, den Weg nach Hause durch die Londoner City. Was mußte er da immerzu hinglotzen. Waren es nicht stets dieselben Leute, dasselbe Gebaren. Er brauchte nicht den ganzen Menschen zu sehen; die Schnalle eines Schuhs, die Kurve einer Wade genügten ihm, um zu wissen, das ist Lord Castlemaine, das ist der Duke of Portland. Und was er nicht mit dem Auge sah, das hörte er allemal. Sein Ohr hatte sich in dem Maße, wie sein Sehkreis schrumpfte, verfeinert. Mochte sich der Marquis of Winchester noch am anderen Ende der Gasse befinden, seine Stimme eilte ihm voraus und drang an sein Ohr. So mochte er den Nachteil gar nicht missen. Dennoch, er benutzte den Gehörsinn nicht so häufig, wie man annehmen mag. Was interessierte ihn das leere Geschwätz der Gasse oder die gierige Geschäftigkeit, von der er ohnehin nichts verstand. Das, worauf es in der Gasse ankam, nahm er auf ganz andere Weise wahr.

Er war es gewohnt, mit seinem Rücken zu denken (und sein ganzes Unglück war vielleicht nur, daß er jetzt – zwischen dem Schmerz und den Momenten, wo er gegen den Riegel stieß, um zu sehen, ob der Weg noch immer versperrt sei –, daß er spät, sehr spät in seinem Leben, begann, mit seinem Hirn zu denken, indem er nach Ursache und Schuld seiner Misere suchte.

Ein urzeitliches Gebirge war dieser Rücken, wild, zerklüftet, geheimnisvoll und unerforscht. Kein Mensch hatte es je erblickt, nicht einmal er selbst. Es war, als hätten die Götter blutigen Krieg gehalten, ein von Speeren, Lanzen, Schwertern, Äxten und Pfeilen aufgewühltes, durchfurchtes, zerborstenes, zerritztes und zerhacktes, zerrissenes und zerschlissenes Schlachtfeld. Das Rot des Blutes, hier hatte diese eine Farbe alle Schattierungen, die die Natur auf Lager hat, gefunden: vom leuchtenden Orange zum knalligen Rot der Erdbeere, des Krebses, bis hin zum tiefgründigen Ton des Bordeaux und der edlen Bronze. Die Zeit, der Sauerstoff der Luft, die mehrfachen Überlagerungen und das stete Neuaufbrechen der Wunden und Narben: sie alle wirkten an diesem phantastischen Farbschauspiel der Natur mit, das in Wirklichkeit ein Kunstwerk war, da von Menschenhand geschaffen. Es war eine lebendige Vulkanlandschaft, die blutige Lava quoll aus tausend Kratern und goß sich die Gebirgshänge hinab, um in den Tälern vorübergehend zu erstarren. Nie kam dieser bizarre Rücken zur Ruhe. Nur in der Dunkelheit der Nacht durfte er kurz aufatmen, tagsüber ritzte der erbarmungslose Federkiel neue Hieroglyphen in das Gewirke aus Haut, Fleisch und Blut, verunstaltete das ohnehin Unleserliche zur Unkenntlichkeit schlechthin.

Je mehr sich Kiel und Schreiber abmühten, je schwerer das Geschriebene zu entziffern war (als gelte es ein hohes Geheimnis zu hüten), desto tiefer prägten sich die Ziffern in den geschundenen Rücken ein und wurden dort gespeichert. Es war dies ein von seinem Willen und seiner Intelligenz unabhängiger Vorgang.

Die Herren hatten nicht die geringste Ahnung, daß hier jemand im Besitz sämtlicher Informationen ihrer Gesellschaft war. Sie hätten ihn in Ketten gelegt, ihm die Zunge herausgeschnitten. Er war ihr Gehirn. Ganze Zahlenkolonnen konnte er – bis auf Stellen hinter dem Komma – ohne Fehl in Sekundenschnelle rekapitulieren, und lagen sie auch Jahre zurück.

Von dieser Fähigkeit machte er selten Gebrauch, jedenfalls nicht, um Kapital daraus zu schlagen, höchstens einmal im Stillen, für sich selbst. Um sich zu beweisen, daß er es – noch – vermochte, daß er lebte.

~ ~ ~

In letzter Zeit war ein neuer Geist in die Gasse geweht. Gewitterwolken waren aufgezogen. Mit ihm hatte sich der Schreibduktus verändert. Dagegen hatten früher paradiesische Zustände geherrscht. Jede Zahl – auch die geringste – wurde mit gewissenhafter Aufmerksamkeit notiert, mit Liebe, warum sonst die zahlreichen Schnörkel, selbst an den Nullen. Zwischen den Zahlen galt ein demokratisches Miteinander, die bauchige Sechs nahm nicht mehr Platz in Anspruch als die dürre Eins, die Zahlen waren in waagrechten und senkrechten Kolonnen angeordnet, den Zwischenräumen ward dasselbe Recht zuteil wie den Zahlen. Kurz: Es regierte die Zuverlässigkeit der schönen Ordnung.

Der Wandel war zunächst kaum bemerkbar. Das Tempo des Schreibens erhöhte sich allmählich. Aber stetig. Irgendetwas hatte die Herren in Eile versetzt. Auch wurde mit mehr Nachdruck geschrieben, und immer mehr Gegendruck seines Rückens wurde erforderlich. Es war ihm, als müsse sein Buckel auf einmal die tatsächliche Last des Geldes tragen, anstatt nur die Zahlen, die für das Geld standen. Die Schreiber arbeiteten vehement und hektisch. Sie schienen wütend, zornig. Schreiben konnte man das kaum noch nennen. Die Feder eilte flüchtig über das Papier, machte kapriziöse Sprünge, und er hatte seine liebe Mühe, die Beträge exakt zu registrieren. Die Nullen ähnelten den Sechsern, die Vierer stapelten hoch mit den Fünfern. Nicht eine Zahl hatte mehr ihresgleichen. Mit der Achtlosigkeit hielten Fehler ihren triumphalen Einzug. Aber keinen schien das ernsthaft zu stören, außer ihn.

Heftigen Schmerz bereiteten ihm die abrupten Striche, die neuerdings durch ganze Listen gerissen wurden. So etwas hatte es zuvor nicht gegeben, höchstens einmal einen ordentlichen abschließenden Strich unter eine Zahlenreihe, ein doppelter unter die Summe. Jetzt wurden, urplötzlich, ganze Zahlenstränge, kaum waren sie fixiert, ausgekreuzt, für null und nichtig erklärt, eliminiert. Und die Kreuze furchten sich tief und unwiderruflich in seinen Rücken ein. Ein heilloses Durcheinander hatte die Ordnung verdrängt. Pflichtgemäß prägte er sich auch dieses ein – so gut es eben ging.

Eine Erleichterung brachte das neue Wirrwarr mit sich. Mit den komplizierten, undurchschaubaren Rechnungen war es nun vorbei. Nie hatte er in dem unregelmäßigen Auf und Ab der Werte, in der Gesamtheit der Subtraktionen, Additionen und Multiplikationen ein System der Transaktionen erkennen können. Nun, mit Beginn des Jahres 1720, vermochte er einen geraden ordentlichen Aufwärtstrend aller Zahlen zu verzeichnen. Zwar war es keine exakte Linie, aber die Richtung ließ sich zweifelsohne auf einen Generalnenner bringen. Die Nummern fingen bei Einhundert an, näherten sich Monate später der magischen Eintausend, und überschritten diese Grenze sogar noch im August, September. Sobald er die Tendenz erkannt hatte, mußte er sich beim Registrieren nicht mehr so arg konzentrieren.

Je höher die Werte stiegen, desto intensiver wurden die Aktivitäten auf seinem Rücken. Ein gewaltiger Ansturm hatte Gasse wie Rücken erfaßt. Er war kaum zu bewältigen. In der Eile unterliefen den Herren immer mehr Fehler, und er mußte feststellen, daß manche Geschäfte nur mehr mündlich abgewickelt wurden. Eine fatale Entwicklung, denn sein unfehlbarer Rücken wurde auf diese Art unterlaufen.

Und es war nicht mehr allein die herrschaftliche Gesellschaft, die in die Gasse kam, sondern auch alles mögliche Volk. Die erste Frau, die Change Alley betrat, bemerkte er sofort: Das Rauschen der Petticoats, das feine Fistelstimmchen und die zierlichen Füßchen hatten ihn so sehr verwundert, daß ihm glatt ein paar Zahlen durch die Lappen gingen (er rekonstruierte sie später aus den Einkerbungen auf seinem Rücken). Und mit den Schühchen der Damen kamen die Schlappen der gemeinen Leute. Er hatte immer geglaubt, die Gasse sei Domäne von Londons Oberen, war stolz darauf, weil er meinte, er gehöre selbst – ein kleines bißchen zumindest – dazu.

Sie alle überraschte das jähe Sinken der Zahlen im September wie ein verheerendes Naturereignis. Nun ging alles durcheinander. Haltlos purzelten die Zahlen in den Abgrund des Nichts. Niemand wußte, warum. Niemand konnte dem Einhalt gebieten. Der Gebeugte bildete sich ein, daß die Aufwärtslinie mit der steilen Fallinie einen rechten Winkel bildete, und in dem kurzen Augenblick dieser bildhaften Erkenntnis spürte er eine Kongruenz der äußeren Ereignisse mit seinem eigenen Unglück, in welchem er – für die Dauer dieses Moments – eine gewisse Notwendigkeit sah.

Das Gebaren der Kunden, das bislang gesittet gewesen war: ruhig, höflich, besonnen, zuvorkommend, in einem: gentlemanhaft, verwandelte sich ebenso abrupt wie die Zahlen. Wie die Schönschrift, so wurden die Regeln des guten Tons einfach beiseite geschoben. Es ging jetzt zu wie auf dem Fischmarkt. Es wurde gefeilscht und gestritten, beschuldigt und widersprochen, ins Wort gefallen und unterstellt, beleidigt, geschimpft, geflucht. Und immer endete es damit, daß der Kunde verlangte, auf der Stelle und restlos ausbezahlt zu werden – in bar, versteht sich. Und nach dem Kassensturz jeweils ein grausamer Strich durch die Rechnung, der seinen Rücken in zwei blutige Hälften teilte. In den Septembertagen folgte ein Strich auf den anderen.

∼ ∼ ∼

Die Vollendung seiner Beugung zum rechten Winkel fiel in diese Tage. Kurz darauf verlor er seine Stellung bei der Südsee-Gesellschaft. Der Riegel blieb auf immer vorgeschoben; der Schmerz ließ allmählich nach, oder er gewöhnte sich an ihn. Die letzten Jahre seines kurzen Lebens vegetierte er in einem feuchten, dunklen Kellerloch dahin. Vor seinem Auge schwebte fortwährend, zum Greifen nahe, der Riegel, der später rostig wurde (und deshalb – so glaubte er – nicht mehr zurückzuschieben sei). Ab und zu streckte er die Hand danach aus. Um ihn herum schwirrte ein Meer von charakterlosen Zahlen, und sein Rücken war die Klippe, über die sie alle hinunterstürzten, wie über einen Wasserfall, dessen Wasser sein Blut war.

Ein typisches Merkmal im Erscheinungsbild eines Parkinsonisten ist seine gebeugte Haltung. Einige Monate nach der Parkinson-Diagnose, als meine Vorwärtsbeugung schon ausgeprägt war, fiel es mir wie Schuppen von den Augen: Der Gebeugte aus der Geschichte, das war kein anderer als ich selbst! Ich hatte also schon Jahre vor Eintreten des tatsächlichen Ereignisses dieses in meinem Schreiben visionär vorweggenommen. Dabei spielt der Grad der Beugung keine Rolle. Sicherlich ist meine Verkrümmung harmlos im Vergleich mit dem Gebeugten in der Geschichte. In meiner Vorstellung jedoch nimmt sie sich weitaus schlimmer aus, als sie es in Wirklichkeit ist. Schon als Kind neigte ich zu hängenden Schultern. Mir klingen noch die ständigen Ermahnungen meines Vaters im Ohr: »Geh gerade, Junge!« Noch heute muß ich mir das gelegentlich anhören, was besonders makaber ist, da der, der das sagt, selbst nicht mehr den aufrechten Gang geht.

Das Schicksal des Gebeugten in der Geschichte ist keineswegs übertrieben. Professor S. hat mir von einem Patienten erzählt, dessen Rücken derart verkrümmt ist, daß er nicht mehr im Bett schlafen kann. Er verbringt die Nächte in einem Sessel. Im Dorf meiner Eltern gab es eine Bäuerin, deren Rücken in ihren letzten Lebensjahren tatsächlich in der Horizontalen angekommen war. Wenn sie den Berg vor unserem Haus hinaufging, sah sie aus wie eine Eisschnellläuferin.

Auch die Gefühlswelt des Gebeugten stimmt auf frappierende Weise mit meinen heutigen Emotionen überein. Beide haben wir es mit einem unsichtbaren Feind zu tun, der schwer zu fassen ist. Die Quelle unseres Unglücks liegt im Verborgenen. Der eiserne Riegel ist dinghaftes Symbol dafür. Frustrierend, nicht zu wissen, wo die Kraft herkommt, die uns beugt. Ob sie von außen auf uns lastet oder uns von innen herunterzieht. Das Gefühl, einer fremden Macht ausgeliefert zu sein. Die Demütigung, die damit einhergeht. Die Ohnmacht gegenüber der Heimtücke eines unsichtbaren Gegners, der ständig seine Taktik ändert. Auch ist mir die Vorstellung des Gebeugten nicht fremd, Gefangener in einer Zelle zu sein, die wir Körper nennen. Solange wir die Ursache für unsere Gefangenschaft nicht kennen, können wir nichts dagegen unternehmen.

Sonderbar, daß ich mich seit Jahren intensiv mit Biographien von Schriftstellern beschäftige, die unter einer körperlichen Mißbildung zu leiden hatten. Mit Henry Fielding, der gegen Ende seines kurzen Lebens völlig gelähmt war. Mit seinem Zeitgenossen Alexander Pope, der von kleiner Statur war und einen Buckel hatte. Ebenso wie der deutsche Satiriker Georg Christoph Lichtenberg.

Was hat das alles zu bedeuten? Habe ich mein eigenes Schicksal prophetisch vorweggenommen? Es gar heraufbeschworen? Eine *self-fulfilling prophecy*? Oder habe ich, umgekehrt, versucht, das drohend auf mich zukommende Schicksal durch beschwörendes Benennen von mir abzuwenden?

29.11.1996:
Fatal: Alles trifft ein, womit ich mich literarisch beschäftigt habe, das Gebeugtsein, die Geistesverwirrungen, das Verrückt-Sein, das in den Masaniello-Fragmenten *eine zentrale Rolle spielt, die Lähmung, die ich in dem Hörbild* Ein Schiff steht still im Triebe *thematisiert habe. Ich komme mir vor wie ein Hellseher.*

Wie ist so etwas möglich? Schaut mir Parkinson beim Schreiben heimlich über die Schulter und führt meine Feder? Parkinson als Co-Autor?

Dabei stimmt mich eine Frage besonders nachdenklich. Fielding, Pope, Lichtenberg: Das sind die bedeutendsten Satiriker und Ironiker ihrer Zeit. Ist ihre körperliche Mißbildung die Strafe Gottes für ihre anmaßende Haltung? Dafür, daß sie in ihren Werken Gottes Schöpfung lächerlich gemacht und in den Dreck gezogen haben? Oder sind Satire und Ironie Mittel, mit denen sie sich lachend über ihre eigenen physischen Gebrechen hinwegzusetzen versuchten? Was ist hier Ursache? Was Folge?

Seit meiner Erkrankung hat das Schreiben für mich eine

neue Qualität angenommen. Jedes Mal, wenn sich Dinge, die ich schreibend erfunden zu haben glaube, später »bewahrheiten«, bin ich von neuem überrascht. Früher glaubte ich, daß solche Übereinstimmungen zufälliger Natur sind. Heute weiß ich, daß hier Kräfte am Werke sind, die wir mit Begriffen wie Intuition, Phantasie, Erfindungsgabe, Einfühlung bezeichnen. Zwar ist der künstlerische Schaffensprozeß höchst kompliziert und letzten Endes nicht nachvollziehbar, zumal sich ein Teil davon im Unterbewußtsein des Autors abspielt. Dennoch bin ich zu der Überzeugung gekommen, daß ein Autor nichts aus purem Zufall schreibt. *In other words*, während der Entstehung eines Textes versetzt sich ein Schriftsteller intensiv in sein Sujet, schlüpft in die Haut seiner Figuren, identifiziert sich mit ihnen, taucht tief in das Geschehen seines Werkes ein, mit dem Ergebnis, daß die Grenze zwischen seinem wirklichen Leben und der von ihm evozierten literarischen Welt verschwimmt. Kurzum: Es ist das Natürlichste von der Welt, wenn zwischen den fiktiven Werken und dem Leben eines Autors enge Wechselbeziehungen bestehen. Daß diese Kräfte oft hinter dem Rücken des Schriftstellers wirken und von diesem unbemerkt, macht Literatur so geheimnisvoll.

Acht
Schreibverbot

1.

Die ersten Buchstaben sind noch groß und gut lesbar. Doch dann wird die Schrift immer kleiner und krakeliger, bis sie am Ende selbst für den Schreiber nur noch schwer zu entziffern ist. Die Schreibhand bewegt sich anfangs mit optimistischem Elan über das Blatt, kriecht aber schon bald im Schneckentempo dahin, um schließlich ganz zum Stillstand zu kommen. Die Spitze des Schreibgeräts sitzt gleichsam im Papier fest, wie eine Bohrmaschine, die sich im Holz festgefressen hat. Eine unsichtbare Kraft hindert Bohrer wie Schreibgerät daran, in ihrer Tätigkeit fortzufahren. In dem einen Fall leistet das Holz dem Bohrer Widerstand, im anderen steckt der Feind in der Hand des Schreibers. Ein Moment höchster Anspannung. Der Bohrer ächzt und krächzt unter der Last der angestauten Energie, die sich in Bewegung umwandeln will, aber nicht kann. Das Gerät fängt an zu vibrieren, die Sicherung droht rauszufliegen, der Motor durchzuschmoren. Es ist dies der kritische Punkt, der nicht überschritten werden darf. *The point of no return.*

Ähnlich bei der Schreibblockade. Die ist nicht auf die Hand alleine beschränkt. Das Gefühl übermäßiger Anstrengung erstreckt sich von den Fingern über die Nervenbahnen bis hin zur Schaltzentrale, dem Gehirn, wo es sich als penetranter Druck in der Schläfengegend bemerkbar macht. Von dort zurück zur Hand. An guten Tagen tritt die Sperre erst nach ein paar Sätzen ein, an schlechten schon nach zwei Worten oder bereits beim ersten Buchstaben. Verbunden mit dem Gefühl höchster Frustration, Hilflosigkeit und Verzweiflung: schreiben zu wollen und nicht zu können. Und der Sorge, das System könnte durchknallen. Wie bei einem Flipper, der sich bei stärkeren Erschütterungen mit einem ›tilt‹ selbst ausschaltet.

Am Anfang verkrampfte nur der rechte Mittelfinger. Heute ist die ganze Hand betroffen. Trotzdem immer neue Schreibversuche. Dahinter steht der unerschütterliche Optimismus, eines schönen Tages könne alles wieder so sein wie früher. (Dabei war seine Schrift auch früher klein und krakelig. Und schon als Kind war er ein langsamer Schreiber.)

Immer wieder nehme ich den Stift in die Hand, mit der kindlich-naiven Hoffnung: »Mal sehen, ob es heute klappt.« Das Schreiben, eine so tief verwurzelte Gewohnheit – fast ein halbes Jahrhundert hat es tagtäglich funktioniert! –, daß ich nicht akzeptieren will, daß es heute nicht mehr so ist wie eh und je.

Unter den Blicken von Zuschauern verlangsamt sich das Schreiben noch mehr. Die Feder schleicht dann im Zeitlupentempo über das Papier. Der Gang zur Bank, jedes Mal ein regelrechtes Spießrutenlaufen. Nicht, weil das Konto überzogen ist, das auch, sondern weil es dort immer irgendwelche Formblätter zu unterzeichnen gibt. Der Blick des Bankangestellten wirkt auf meine Hand wie eine Magnetbremse. Nur mit Hängen und Würgen gelingt mir die Unterschrift. Noch nie hat jemand nach der Ursache gefragt. Außer einem befreundeten Maler, der von der Art fasziniert war, wie ich ein Buch signiere: Ich schreibe die Widmung nicht in das Buch, sondern graviere jeden einzelnen Buchstaben in das Papier ein.

Als das Schreiben immer mühsamer wurde, kürzte ich die Wörter und Silben ab, allerdings ohne System. Die Abkürzungen waren so beliebig, daß ich sie schon beim ersten

Durchlesen selbst nicht mehr dechiffrieren konnte. Oft kann ich eine Telefonnummer, kaum habe ich sie notiert, nicht mehr entziffern. »Kein Anschluß unter dieser Nummer.« Oder: »Da haben Sie sich wohl verwählt.« Wie oft mußte ich mir das schon anhören! Ärgerlich auch, wenn Überweisungen fehlgeleitet werden, weil die Kontonummer unleserlich ist. So fällt meine Handschrift von einem Extrem ins andere. Das eine Mal ein reines Wirrwarr aus unleserlichen Zeichen, das andere Mal ein kleines Kunstwerk.

Inzwischen habe ich das Schreiben mit der Hand ganz aufgegeben. Es ist zu mühsam, kostet zuviel Zeit und Überwindung.

Früher schrieb er seine Manuskripte am liebsten per Hand und mit Bleistift. Auf diese Weise konnte er sich voll und ganz auf das Schreiben konzentrieren. Zwischen ihm und dem Blatt Papier war lediglich der Bleistift, und so flossen die Wörter fast unmittelbar aus der Hand in das Papier ein. Kein technischer Apparat dazwischen, der vom eigentlichen Schreiben ablenkt. Selbst das Anspitzen des Bleistifts hatte rituellen Charakter. Von seinen handschriftlichen Manuskripten ging eine gewisse Faszination aus, indem, trotz zahlreicher Korrekturen, oder gerade ihretwegen, dem Leser die verschiedenen Versionen simultan ins Auge fielen. So war der Produktionsprozeß jederzeit nachvollziehbar.

Auch war er ein Notizzettelfetischist. Er notierte seine Ideen sofort auf kleinen Zetteln, die dann – zum Leidwesen seiner Familie – über die ganze Wohnung verstreut herumlagen. Damit ist es heute vorbei. Zu Vorträgen, Seminaren oder Ausstellungen nimmt er erst gar kein Schreibzeug mehr mit. Seine besten literarischen Einfälle hatte er früher auf ausgedehnten Spaziergängen durch das Mittelgebirge, in dem er wohnte. In einsamen Waldgaststätten unterbrach er seine Wanderungen, um Gedanken und Ideen schriftlich festzuhal-

ten. Das geht nun nicht mehr. Allerdings hat er die Erfahrung gemacht, daß der menschliche Körper die Fähigkeit hat, bestimmte Mängel zu kompensieren. So funktioniert sein Gedächtnis heute besser, weil er sich das, was er früher notierte, in sein Gedächtnis einprägt, ja, einprägen muß. Der menschliche Körper hat die erstaunliche Fähigkeit, Defekte in seinem System mit eigenen Mitteln auszugleichen.

Der Schock über den Verlust seiner Handschrift saß ihm tief in den Knochen:

19.11.96
Seit gestern verkrampft der rechte Mittelfinger beim Schreiben. Sehr deprimierend; nur mit Überwindung und kleinem Schmerz wegzubekommen. Wie wird das enden?

28.11.96
Immer noch unter Schock, daß ich mit der rechten Hand nicht mehr schreiben kann.

Gottseidank gab es mehrere Alternativen. Einmal die Möglichkeit, mit links zu schreiben, was er als »umgedrehter« Linkshänder immer schon einmal ausprobieren wollte. Schon lange hegte er den Verdacht, daß die zwangsweise Umstellung auf rechts im frühen Kindesalter unerwünschte Folgen bei ihm hervorgerufen haben könnte. Vielleicht war ja die Schreibblockade nichts anderes als die Rebellion seines Körpers gegen die unnatürliche Umstellung auf rechts. Aber erste Versuche, mit links zu schreiben, gestalteten sich derart diffizil, daß er das Experiment bald wieder einstellte. Er hätte das Schreiben wie ein Kind noch einmal von Grund auf neu lernen müssen.

Was lag näher, als die Texte direkt in den Computer einzugeben? Womit er gleichzeitig auch noch viel Zeit sparen würde. Was er nicht ahnen konnte, war, daß dies der Anfang eines langwierigen, verzweifelten Kampfes mit dem Computer und der modernen Technik war.

2.

Die rechte Hand liegt steif und schwer auf der Tastatur. Sie schlummert dumpf vor sich hin und wartet auf Befehle. Die führt sie aber nicht sofort aus, sondern mit zeitlicher Verzögerung. Das kann eine halbe Sekunde sein, aber auch drei, vier Sekunden. Die linke Hand dagegen reagiert prompt, was zur Folge hat, daß die Koordination zwischen beiden Händen gestört ist. Die Linke muß auf die Rechte warten. Auf die ist kein Verlaß mehr. Ihr fehlt das nötige Feingefühl. Sie schwankt zwischen zwei Extremen hin und her: Entweder schlagen ihre Finger die Tasten zu stark an und bleiben bleiern darauf liegen, so daß die Buchstaben sich vervielfachen. Erst der Blick auf den Monitor zeigt, daß ein Buchstabe sich in rasendem Tempo vermehrt und davonläuft. Oder der Druck ist nicht groß genug. Dann erscheint ein Großbuchstabe nicht als Großbuchstabe auf dem Monitor, sondern erst der zweite Buchstabe eines Wortes, der sich zu allem Übel oft noch verdoppelt und verdreifacht. Groß- und Kleinschreibung sind völlig durcheinander geraten. Um dem vorzubeugen, schreibe ich meine Texte heute größtenteils mit kleinen Lettern. Der rechten Hand weise ich nur noch minimale Aufgaben zu. Die nicht gebrauchten Finger liegen faul auf irgendwelchen Tasten herum und torpedieren den Schreibvorgang, indem sie ab und zu eigenmächtig eine beliebige Taste betätigen. Oft verändert sich dabei die Position des *cursors*, so daß der Text an falscher Stelle fortgesetzt wird. So führen die Buchstaben ein Eigenleben. Sie machen, was sie wollen. Sie führen wilde Tänze auf und gehorchen ihrem

Choreographen nicht mehr. Das Ergebnis: ein einziger Textsalat, der nur mühsam wieder zu entwirren ist. Zu der Steifheit der Hand und der zeitlichen Verzögerung gesellt sich noch das Zittern der Finger. Ihr Oszillieren hat schlichtweg den gewöhnlichsten aller Tippfehler zur Folge: Der Finger verfehlt nur knapp sein Ziel und schlägt die Nachbartaste an.

Meine Manuskripte sind von hinten bis vorne mit Fehlern gespickt. Um die Fehlerquote möglichst gering zu halten, tippe ich oft nur noch mit einem oder beiden Zeigefingern. Oder mit den fünf Fingern der linken Hand, die die Aufgaben ihrer rechten Kollegin mit übernimmt. Die Finger erstrecken sich dabei spinnenhaft über die ganze Tastatur.

Das Korrigieren ist ein ebenso diffiziler wie frustrierender Prozeß. Einmal wegen der großen Anzahl von Fehlern. Ganz besonders auch deshalb, weil die zu verbessernden Stellen meist weit auseinander liegen und mit viel Fingerspitzengefühl angepeilt werden müssen, ganz zu schweigen von den Korrekturen selbst, bei denen es sich in den meisten Fällen um minutiöse Details handelt. Da ist höchste Präzision gefragt. Selbstredend schleichen sich dabei unversehens neue Fehler ein. »Da schickt der Herr den Jockel aus ...«

Summa summarum ist das Schreiben per Computer ein sehr zeitaufwendiger und nervraubender Vorgang. Das Tempo ist von atemberaubender Langsamkeit, so daß sich der Schreiber immer wieder fragt, ob diese Arbeit für ihn überhaupt noch sinnvoll ist. Der Computer entpuppt sich immer mehr als zeitfressendes Monster. Das Dilemma ist: Die Arbeit am Computer setzt eine hochentwickelte Feinmotorik beim *user* voraus, die aber gerade bei Parkinsonisten gestört ist.

Zu den Schreibbehinderungen am Computer gesellt sich, daß der Schreiber die Emissionen, die elektrischen und elektromagnetischen Felder und Spannungen nicht verträgt. Er hat zahlreiche technische Alternativen ausprobiert, nur um festzustellen, daß die hochgelobten technischen Neuerungen samt und sonders einen Pferdefuß haben: Die neue Generation von Computern mag zwar geringere Emissionen haben, dafür besitzen sie eine höhere Leistungsfähigkeit, die entsprechend stärkere Felder, Schwingungen und Spannungen erzeugt. Experimente mit Spracherkennungsprogrammen und Projektoren hätten lange Einrichtungs- und Einarbeitungsphasen vorausgesetzt. Versuche mit der elektrischen Schreibmaschine scheiterten an deren starken elektromagnetischen Feldern. So macht die Sensibilität seines Gehirns für ihn den Schreiballtag zu einer unvorstellbaren Tortur.

In meiner Wut wünsche ich mir manches Mal, meine rechte Hand, die recht unnütz geworden ist, wäre aus Eisen, wie die des Götz von Berlichingen. Dann würde ich meinem Unmut dadurch Luft machen, daß ich zu den berühmten Worten Götzens die eiserne Faust auf das elektronische Folterinstrument niederfahren ließe, um es in tausend Stücke zu zerschlagen. Damit wäre der Qual ein Ende gesetzt.*

3.

19.11.96
Irgend jemand will mir partout das Schreiben austreiben. Wer und warum? Was schreibe ich denn schon? Was soll ich sonst tun! Komme mir vor wie Protagonist in Beckett-Drama. Was soll das alles? So unsinnig.

---

* Dieser destruktive Akt ist mir allerdings erspart geblieben, indem ich nach langer, zäher Suche einen *laptop* gefunden habe, der für mich einigermaßen verträglich ist. Sein magnesiumbeschichtetes Gehäuse läßt deutlich weniger Emissionen nach außen durch als andere PCs.

28.11.96
Handschrift ganz mühsam. Computerschreiben im Moment unmöglich. Irgend jemand will, daß ich das Schreiben ganz einstelle: Gott, Teufel. Ein Kampf wie zwischen den antiken Titanen und den Göttern. Gegen wen oder was habe ich gefrevelt? Wofür werde ich bestraft? Ich komme mir so klein vor, und die Macht scheint so stark, es muß ein Gott sein oder etwas ähnlich Gewaltiges.

Ich werde von der Vorstellung geplagt, irgend jemand will mir das Schreiben austreiben, irgendeine Macht. Ich spüre ihre Absicht ganz genau. Die Behinderungen sind so vielfältig und von einer solchen Penetranz und Permanenz, daß ich an Zufall nicht glauben mag. Eine solche Kette von Zufällen ist unwahrscheinlich. Daß die Auseinandersetzung auf der Ebene der modernen Technik ausgetragen wird, ist besonders zermürbend. Immer wenn ich glaube, eine Lösung gefunden zu haben, wartet die Gegenseite mit einem neuen, meist noch komplizierteren Problem auf. Gegen den Einfallsreichtum dieser Macht komme ich mir recht hilflos vor. Der Gegner sitzt, so scheint es, am längeren Hebel. Die babylonische Sprachverwirrung ist heute auf das Individuum gerichtet. Und die Methode ist um einiges diffiziler geworden.

Der Schriftsteller G. sagte kürzlich im Radio, Schreiben bedeute für ihn Glück. Für mich nicht. Ich muß mir jedes Wort hart erkämpfen. Vielleicht ist das Ganze nur die Feuerprobe, ob ich es wirklich ernst mit der Schriftstellerei meine. Es wäre ein Leichtes, das Schreiben aufzugeben und den Griffel ins Korn zu werfen. Esoterisch angehauchte Freunde raten mir: »Du mußt lernen, loszulassen!« Das ist das letzte, was ich tun werde. Ich habe mich mit Haut und Haaren der Literatur verschrieben. Ich werde sie nicht verraten. Ich werde dem Dämon in mir folgen. Durch Dick und Dünn. Bis zum bitteren Ende. Das hat nichts mit der Qualität dessen zu tun, was ich schreibe.

Eigentlich glaube ich an keine überirdische Instanz. Ich bin hartnäckiger Atheist, Nihilist, Pessimist, Skeptiker und was der Negativismen noch mehr sind. Meine Erkrankung hat mich aber veranlaßt, neu über den Sinn meines Lebens und Schreibens nachzudenken. In letzter Zeit haben sich Dinge in meinem Leben ereignet, die die Existenz eines transzendentalen Wesens nahelegen. Wenn ich behaupte, ich hätte mich am eigenen Schopfe aus dem Sumpf gezogen, so klingt das heroisch. Damit ist aber noch längst nicht die Frage beantwortet, wie das unmöglich Geglaubte möglich geworden ist. Ob es nicht doch eine Macht gibt, die über Mensch und Schöpfung schwebt und ihnen einen Sinn verleiht. Anders ausgedrückt: An wen wendet sich der Gerettete, wenn er seine Dankbarkeit ausdrücken möchte? Wen meint er, wenn ihm ein »Gottseidank« über die Lippen fährt? Und sei es nur dafür, daß er vor Schlimmerem bewahrt geblieben ist. Da wird dann flugs eine Macht mit übernatürlichen Fähigkeiten herbeizitiert, die, mangels genauer Kenntnis, mit den Namen Gott, Götter, Schicksal oder Vorsehung versehen wird.

Früher waren die Verhältnisse überschaubarer. Im Mittelalter hätte man einem Frevler wie mir die Inquisition auf den Hals gehetzt und schlichtweg die Hand abgehackt oder die Zunge herausgeschnitten. Damit wäre die Sache ein für allemal erledigt gewesen. Heute aber lassen sich über Schuld und Sühne lediglich Mutmaßungen anstellen. Der moderne Mensch ist auf sich selbst zurückgeworfen. Ich habe das vage Gefühl, als hätte ich gefrevelt und müsse nun dafür büßen. Das Schreibverbot als Quittung für meine Gottlosigkeit?

In den ersten Jahren p.p. (post Parkinson) ließ mir die Frage nach Schuld und Sühne keine Ruhe. Ständig fragte ich mich: »Warum hat es ausgerechnet mich erwischt? Was habe ich mir zu Schulden kommen lassen?« Ich nahm die Rolle des unschuldigen Opfers an: »Ich arme Sau«, sagte ich mir, »wie hab' ich das bloß verdient? Man hat mich zu Unrecht zu dieser Krankheit verdonnert!« Hiob läßt grüßen. Und dann ging die Suche los nach einem externen Schuldigen. Wer mußte da nicht alles herhalten: »Schuld sind die verdammten Ärzte, die mich mit Impfstoffen, Antibiotika und Penicillin vollgepumpt haben.« »Schuld sind die verdammten Freaks, die mir ihre Scheiß Drogen aufgedrängt haben.« »Schuld ist der verdammte Alkohol, der mich mein Leben lang verfolgt hat.« »Schuld ist meine verdammte Frau, die mich fünfzehn Jahre lang schikaniert und ausgenutzt hat und dann davongelaufen ist.« »Schuld ist die verdammte Öffentlichkeit, die die ganzen Jahre über mein Genie verkannt hat, bis sich mein Selbstbewußtsein in Wohlgefallen aufgelöst hat.« »Schuld ist das verdammte Holzschutzmittel, mit dem ich den gesamten Dachstuhl meines Elternhauses eingepinselt habe.« »Schuld ist« – ja, auch das zog ich in Erwägung – »die verdammte Fliege, die ich im Jahre 1965 – wir feierten gerade das Sonnenwendfest – vor lauter Übermut im Suff verschluckt habe.« Da ich aber niemandem die Schuld nachweisen konnte, richtete sich meine Wut schließlich gegen mich selbst. Fortan suchte ich die Schuld wieder bei mir. Ich stieß eine ganze Batterie von Stoßgebeten gen Himmel aus, die alle gleich lauteten: »Hätte ich doch bloß ...!« »Wäre ich damals doch nur nicht...!« Es mag dies das typische Verhalten eines Lutheraners sein (denn getauft ist der Verfasser dieser Zeilen protestantisch), der, im Gegensatz zu einem Katholiken, sich nicht durch Beichte von seiner Schuld befreien kann.

Aber auch ohne Krankheit denkt mancher Fünfzigjährige über die Versäumnisse in seinem bisherigen Leben nach und besinnt sich darauf, was er eigentlich mit seinem Leben anfangen wollte.

das lied von der eigentlichkeit

eigentlich wollte ich maler werden
eigentlich habe ich mir unter liebe etwas anderes vorgestellt
eigentlich habe ich mehr von dir erwartet
eigentlich hätte man früher etwas dagegen unternehmen
    müssen
eigentlich wollte ich schon längst zu rauchen aufhören
eigentlich genügt das alles nicht
eigentlich ist das alles zum kotzen
herr ober, eigentlich schmeckt die suppe ziemlich fad

was ist hier eigentlich los
was haben sie sich eigentlich dabei gedacht
was glauben sie eigentlich, wer sie sind
wie schlimm muß es eigentlich noch kommen
was sollen wir eigentlich unseren kindern sagen

eigentlich ist genug zu essen da für alle
eigentlich sollten wir alle am selben strang ziehen
eigentlich war der sozialismus gar nicht so schlecht
eigentlich sollten wir uns auf die eigentlichkeit besinnen
eigentlich sind die lösungen bekannt

welcher katastrophen bedarf es eigentlich noch
wo geht die reise eigentlich hin, herr minister
welche botschaft enthält die sonde zum roten planeten
    eigentlich

der kapitalismus ist eigentlich barbarei
die gen-manipulateure vergreifen sich an der eigentlichkeit
    des menschen
vom sozialismus habe ich eigentlich mehr erwartet

eigentlich müßten wir radikal umdenken
eigentlich gehört den politikern der prozeß gemacht
eigentlich sollte von deutschem boden nie wieder krieg
 ausgehen
eigentlich sind saubere luft und reines wasser grundrechte
 des menschen
eigentlich müßten wir die notbremse ziehen
eigentlich brauchen wir eine neue gesellschaft

was bereust du eigentlich
wieviele flugzeuge müssen eigentlich noch abstürzen
wieviele kinder noch verhungern

eigentlich wollte ich viel eigentlicher leben
eigentlich habe ich den tod noch nicht erwartet

eigentlich kommt dieser text viel zu spät

Das Gedicht hat einen negativen Tenor. Seine Grundaussage lautet: Das Leben, das wir gerne gelebt hätten, haben wir nicht gelebt.

Die negative Lebensphilosophie seines Verfassers läßt sich am besten an der Frage verdeutlichen: Was ist Glück? Um diese Frage ging es in einer der letzten Auseinandersetzungen, die er mit seiner Frau hatte. Er behauptete in typisch negativer Manier, daß es das Glück gar nicht gebe. Unser Streben gelte lediglich dem Ziel, das unerreichbar bleibt. Selbst wenn wir es erreichen würden, wäre es schon wieder verschwunden. Daher die Sehnsucht Goethes nach dem glückerfüllten Augenblick: »Verweile doch, du bist so schön.« Oft berief er sich auf die amerikanische Unabhängigkeitserklärung, in der das Menschenrecht auf Glück festgeschrieben ist als »the pursuit of happiness«. Abgesehen davon, daß das

Glück nicht per Dekret verordnet werden kann, wollte er die englische Wendung als »Streben nach Glück« verstanden wissen, wörtlich sogar als »Jagd nach Glück«. Seine Frau insistierte, daß man des Glücks habhaft werden könne, jedenfalls nahm sie das für sich in Anspruch. Sie wollte sich unbedingt, *hic et nunc*, eine schöne, dicke Scheibe vom Glück abschneiden und es noch hienieden genießen. Und sie warf ihm vor, diese Glückseligkeit zu verhindern.

In der Tat glaubte er damals nicht an das Glück. In der Welt herrschte Klassenkampf, und für paradiesische Zustände war da kein Platz. Seine Waffe war die Kritik, mit der er alles niedermachte, was ihm in die Quere kam. An niemandem ließ er ein gutes Haar, krittelte an allem und jedem herum, zog alles zu sich herunter. Im Zweifelsfall war für ihn das Glas halb leer. Als wichtigste Mittel dienten ihm dabei Ironie, Satire, Hohn und Spott. Allerdings kam eines guten Tages der Zeitpunkt, wo ihm das Lachen im Halse stecken blieb.

Neun
Zu spät zum date

Von meiner Wohnung bis zur Autobahnauffahrt ist es exakt eine halbe Stunde. Es lassen sich keine Minuten herausschinden, die Strecke ist zu hügelig und kurvenreich, und innerhalb der Dörfer herrscht Tempo 30. Auf der Autobahn kann man dann richtig auf die Tube drücken – wenn der Verkehr es zuläßt. Spätestens am Frankfurter Kreuz, der größten Baustelle Europas, heißt es aber wieder runter vom Gas. Und in Mainhattan geht es gewöhnlich nur schleppend voran, zumal bei Messebetrieb. Auf der nächtlichen Rückfahrt hingegen lassen sich ein paar Minuten herausholen, aber nur, wenn man mit Karacho durch die Dörfer donnert. Von Tür zu Tür also sechzig Minuten. Hinzu kommt die zeitraubende Parkplatzsuche.

Ich bin um acht Uhr in der Innenstadt verabredet. Abfahrt spätestens um sieben, vorher Duschen, Umziehen, Essen. Es ist ein normaler Arbeitstag. Ich habe gerade einen Reiseessay beendet, den ich an verschiedene Zeitungen verschicken will. Die Korrekturen sind nahezu abgeschlossen. Wenn ich mich beeile, kann ich noch ein Begleitschreiben entwerfen und beides in die Post geben. Allerdings habe ich nicht mit diversen Verzögerungen gerechnet. Der Text muß formatiert und ausgedruckt und die Sendung eingetütet, adressiert und frankiert werden. Gerade solche Kleinigkeiten halten auf. Je mehr ich mich beeile, desto größer der Streß, der sich als Zittern und Schädeldrücken bemerkbar macht. Was zur Folge hat, daß ich statt schneller langsamer vorankomme.

Der Parkinsonist muß also eine ganz hohe Sensibilität für alles, was mit Zeit zu tun hat, entwickeln. Er muß das Fortbewegen in der Zeit neu lernen wie das Autofahren, muß seinen eigenen Rhythmus, das für ihn stimmige Zeitgefühl finden und seine innere Uhr mit der äußeren in Einklang bringen. Er muß seine Langsamkeit und die ihm gesetzten Grenzen anerkennen. Doch allen guten Vorsätzen zum Trotz bleibt die Zeit für ihn im wesentlichen unkalkulierbar.

Ich werde nervös. Meine Gedanken schweifen voraus. Ich muß noch ein Hemd bügeln. Das Telefon klingelt. Es vergehen kostbare Minuten. Die Zeit wird knapp. Aber ich werde einen Zahn zulegen und den Rückstand aufholen. Ich bilde mir ein, daß ich die Dinge schneller erledigen kann, wenn ich nur will, und kompensiere, wenn's aufs Ende zugeht, die anfängliche Bummelei oft durch trotzige Schnelligkeit.

Doch bei meinen Kalkulationen vergesse ich häufig die eine große Unbekannte: Parkinson. Der Bremser. Der steht meist unbemerkt im Hintergrund und beobachtet mich. Er scheint großen Spaß daran zu haben, mir bei den tausend Kleinigkeiten des Alltags Knüppel zwischen die Beine zu werfen: beim Zuknöpfen des Hemdes, beim Anlegen der Armbanduhr, beim Unterschreiben der Korrespondenz, beim Telefonieren. Als ob er über eine Fernsteuerung verfügt und mich wie einen Roboter fernlenkt. Manchmal paßt er nicht auf und verliert mich aus den Augen. Sofort gelingen mir die kleinen Verrichtungen besser. Bisweilen kommt es mir vor, als wären wir Kinder, die Mensch-ärgere-dich-nicht spielen.

Die Zeit schreitet unbarmherzig voran. Ich bringe die Briefe zur Post. Ausgerechnet heute verwickelt mich die Postfrau in ein Gespräch. Das improvisierte Abendbrot nehme ich im Stehen ein. Ich fahre mit halbstündiger Verspätung ab. Ich stelle fest, daß ich kein Bargeld bei mir habe und noch tanken muß. Ich werde zu spät kommen. Peinlich. Frauen läßt man nicht warten. Schon gar nicht beim ersten *date*. Wie wird sie reagieren? Wird sie sauer auf mich sein? Vielleicht denkt sie, ich habe sie sitzenlassen, und geht weg. Wenn sie *cool* ist, wird sie mir die Verspätung nicht ankreiden. Aber wenn es zum Hofmachen kommt, dann wollen Frauen von Emanzipation nichts wissen. Sie wollen umworben werden, wie eh und je.

Auf den Straßen herrscht dichter Feierabendverkehr. Alle Ampeln stehen auf Rot. Im Nachbardorf zwei Baustellen. Ich fahre, was das Zeug hält. Gerate in Hektik. Selbst schuld. Mir dröhnt der Schädel. In Zukunft mindestens eine Viertelstunde früher losfahren. Besser eine halbe Stunde. Aber das hilft mir jetzt nichts. Um Punkt neun betrete ich das Bistro. Mein *date* sitzt an der Bar. Neben ihr ein Mann, mit dem sie offenbar ins Gespräch gekommen ist. Ein Iraner. Entschuldige mich für mein Zuspätkommen. Die Sache scheint glimpflich abgelaufen zu sein. Es entspinnt sich ein Gespräch über Kunst und Wahnsinn. Stoff in Hülle und Fülle, Hölderlin, Heine, Nietzsche... Der Iraner gibt sich sehr höflich, klebt aber wie eine Klette an uns. Später diskutiere ich mit ihm über Atheismus. Aus der Konversation wird ein hitziges Streitgespräch. Mitten in der Auseinandersetzung steht mein *date* auf und verabschiedet sich, nicht ohne sich die Telefonnummer des Iraners notiert zu haben. So läuft das also. Das habe ich nun davon, daß ich zu spät zum *date* gekommen bin.

Auf der Rückfahrt lasse ich den Abend vor meinem geistigen Auge Revue passieren. Ich bin verärgert. Erst lasse ich mich durch allerlei Nebensächlichkeiten aufhalten und fahre viel zu spät los. Und dann falle ich auch noch auf diesen gottlosen Radikalinski herein. Hätte ihn einfach abservieren sollen. In Zukunft lasse ich mir von solchen Leuten nicht mehr die Zeit stehlen, und schon gar nicht die Frau.

Wahrscheinlich war das wieder einer von Parkinsons Typen, die er mir in letzter Zeit häufig auf den Hals hetzt. Beobachter. Provokateure. Werde ein ernstes Wort mit ihm reden müssen. Traut mir nicht. Als ob ich abhauen würde, wenn er nicht aufpaßt. Soll doch gefälligst selber mitkommen und sich nicht hinter irgendwelchen Strohmännern verstecken.

Vielleicht bilde ich mir das alles nur ein. Darf mich nicht von Parkinson dominieren lassen. Auch wenn wir befreundet sind.

~ ~ ~

In letzter Zeit komme ich fast zu jedem Termin zu spät. Habe mir schon mehrmals vorgenommen, die Sache an der Wurzel anzupacken. Funktioniert aber nicht. Nicht, daß ich nicht will. Irgendetwas mit meinem Zeitgefühl stimmt nicht. Bin entweder zu schnell oder zu langsam. Mal habe ich das Gefühl, als hätte ich jede Menge Zeit. Ich schwelge dann richtig in der Zeit. Das andere Mal läuft mir die Zeit davon. Es klingt paradox: Je mehr ich mich beeile, desto mehr Zeit benötige ich. Es ist, als sei mein Sinn für Zeit gestört. Einen Defekt am Auge kann man mit einer Brille ausgleichen. Für die Wahrnehmung von Zeit gibt es kein Hilfsgerät. Es hilft nichts, wenn ich meine Armbanduhr programmiere. Ich weiß ja, wie spät es ist. Das Problem liegt irgendwo in meinem Gehirn. Ich schätze meine Fähigkeiten falsch ein. Verkalkuliere mich. Das Zeitgefühl ist verzerrt. Wie ein Tonbandgerät, dessen Geschwindigkeit *off* ist. Die Stimmen klingen entweder zu tief oder zu hoch. Das ist so bei älteren Modellen. Alles, was ich tue, läuft mit einer gewissen Verzögerung ab. Die Mediziner nennen das Akinese. Es ist, als bewege ich mich mit angezogener Handbremse. Beim Joggen spüre ich die Bremse ganz deutlich. Weiß nur nicht, wie man sie löst. Jede Bewegung kostet besondere Überwindung, und eine Extra-Portion Energie. Entsprechend schnell bin ich erschöpft. Die Stelle im Gehirn, die für den Defekt verantwortlich ist – die *substantia nigra* –, ist nicht identisch mit dem

Areal, von dem mein Wille ausgeht. Die Schwierigkeit liegt darin, den Willen dem Defekt anzupassen.

Die Schulmedizin ist heute in der Lage, die Akinese mit erstaunlicher Präzision medikamentös zu behandeln. Dem Gehirn wird synthetisches L-Dopa zugeführt, das den unterproduzierten Botenstoff Dopamin ersetzen soll. Da der Bedarf an Dopamin aber ständig schwankt, ist es schwierig, jeweils die genaue Dosis zu bestimmen.

Die Verlangsamung aller Bewegungsabläufe stellt eine ungeheure Beeinträchtigung im Leben eines Menschen dar (während die Beschleunigung von vielen eher als eine rauschhafte Erfahrung akzeptiert, ja sogar willkommen geheißen wird). Deshalb ist die Art und Weise, wie der Parkinsonist mit dieser einschneidenden Veränderung umgeht, mindestens von ebenso großer Bedeutung wie die medikamentöse Behandlung. Prinzipiell hat der Betroffene drei Möglichkeiten. Erstens: sich gegen die Krankheit sträuben und Parkinson den Kampf ansagen. Zweitens: die Situation akzeptieren und sich in sein Schicksal ergeben. Oder drittens: den Sinn der Erkrankung erkennen und sein Leben entsprechend ändern.

Wer aber eine Veränderung seines Lebens bewirken möchte, der tut gut daran, sich zu fragen, welche Tendenzen in seinem Charakter und seiner Erziehung möglicherweise beim Ausbruch der Krankheit eine Rolle gespielt haben. Sein Umgang mit der Zeit wird dabei eine wichtige Rolle spielen. Ist er ein langsamer und bedächtiger Typ? Besitzt er Geduld und Ausdauer? Gelassenheit? Oder ist er eher ein Hektiker, der nie genug Zeit hat? Oft kann das Vorleben wertvolle Hinweise geben, die sich für die »Therapie« als wichtig erweisen.*

---

* Für die Arbeit der beiden Neuropsychologen Oliver Sacks und Alexander Lurija spielt die Biographie eines Patienten eine zentrale Rolle. Der Amerikaner Sacks schreibt über die »soziale« Sicht seines russischen Kollegen: »Sein Denken war von Anfang an von einer Überzeugung geprägt...: Die

Der kleine Junge steht mutterseelenallein auf dem Rebstockgelände bei Frankfurt. Seine Freunde sind längst nach Hause aufgebrochen. Er ist dabei, seinen Drachen einzuholen. Den hat ein kräftiger Wind weit in den Himmel entführt, soweit es die Leine zuließ. In der Hand hält er den runden Stab, auf den er die Leine aufrollt. Die anderen haben ihre Schnüre überkreuz aufgewickelt und waren entsprechend schneller fertig. Er beherrscht diese Technik nicht und dreht den Stab mit den Fingern um die eigene Achse, was viel mehr Zeit in Anspruch nimmt. Es dämmert schon, und er kommt sich verloren vor auf diesem weiten Feld.

Dieses Kindheitserlebnis hat sich tief in sein Gedächtnis eingeprägt.

Mit dem Übergang von der Volksschule aufs Gymnasium wurde er vor die Entscheidung gestellt, weiterhin seiner Lieblingsbeschäftigung – dem Fußball – zu frönen oder Klavierunterricht zu nehmen. Eine schwere Entscheidung. Die zugunsten des Tasteninstruments ausfiel, mit dem er sich al-

zerebralen, geistigen Funktionen – selbst die elementaren – sind nie ausschließlich biologischer Natur, sondern immer durch die Erfahrungen, die Interaktionen, die Kultur des Individuums bestimmt. Wer die Fähigkeiten des Menschen als Einzelphänomene betrachtet, kommt nicht weit; nur im Zusammenhang mit den gestaltenden Einflüssen des Lebens können sie untersucht und verstanden werden.« Lurija erschloß »neue Wege zum Verständnis neurologischer Prozesse, Wege, die auch, jedenfalls potentiell, therapeutische Intervention ermöglichten (im Gegensatz zur ›alten‹ Neurologie, in deren Macht es nicht lag, irgend etwas zu tun)«. In seinen biographischen Schriften versuchte Lurija, »einen Patienten, einen Menschen in seiner Ganzheit darzustellen und dabei gleichzeitig die persönlichen Muster seines Lebens zu zeichnen«. Und das über einen Zeitraum von bis zu dreißig Jahren. (Vgl. die Einführung von Oliver Sacks zu *Der Mann, dessen Welt in Scherben ging* von Alexander R. Lurija. Reinbek: Rowohlt 1991, S.7ff.) Sacks hat Lurijas Methode übernommen und weitergeführt. Vgl. seine faszinierenden Fallgeschichten in *Awakenings – Zeit des Erwachens* und in *Der Mann, der seine Frau mit einem Hut verwechselte* (beide erschienen bei Rowohlt).

lerdings nicht so leicht tun sollte wie mit dem Fußball. Er liebte den Sport, denn hier zählte er eher zu den Schnellen.

Mozarts *Sonata facile* war der höchste Schwierigkeitsgrad, den er je erreichte. Und selbst da kam er nie über den ersten Satz hinaus. Jedes Mal, wenn sein Spiel sich dem Pralltriller im dritten Takt näherte, hielt der Rest der Familie den Atem an. Und er mit ihnen. Würde ihm der Triller dieses Mal gelingen? Der Einsatz des Trillers kam stets mit einer kleinen Verzögerung. Und was folgte, war gar kein Triller. Denn der mit Zeigefinger und Mittelfinger der rechten Hand ausgeführte Wechsel zwischen dem zweigestrichenen ›c‹ und dem benachbarten ›d‹ war von zähflüssiger Langsamkeit. Es war, als würden die Tasten auf ihrer Unterseite von Sirup festgehalten. Nachdem er diese gefährliche Stelle umschifft hatte, brach die Familie jedes Mal in befreiendes Gelächter aus.

Der Stempel des Langsamen und Bedächtigen haftete ihm wie ein Kainsmal an, dem er zu allem Übel auch noch gerecht zu werden suchte. Er war gleichsam zur Langsamkeit erzogen worden. Man erwartete von ihm keine überdurchschnittlichen Leistungen. Im Gegenteil. Noch heute klingt ihm der gutgemeinte Satz seiner Mutter im Ohr, er könne in der Schule ruhig einmal sitzenbleiben. Gleichwohl hat er nie von dem Angebot Gebrauch gemacht.

Aber nicht genug damit, daß er zur Langsamkeit und, mangels Ansporn, zur Mittelmäßigkeit neigte. Dahinter stand eine falsch verstandene Bescheidenheit, die ihm zusammen mit den beiden anderen »Tugenden« in Fleisch und Blut übergegangen ist. Heute noch geben ihm die Eltern oft die Warnung mit auf den Weg: »Übertreib's bloß nicht, Junge!« Es ist bestimmt kein Zufall, daß er seine Theaterkarriere als Vorhangzieher begann und schon immer in die minimalistischen Idee eines *backup*-Singers vernarrt war. Lange Zeit blieben ihm überdurchschnittliche Leistungen versagt. Und als er später beachtliche Leistungen zustande brachte, blieb die Anerkennung seiner Familie, um die er so sehr buhlte, aus. Niemand kam zu seiner ersten Premiere als Schauspieler. Seine ersten Bücher wurden mehr oder weniger stillschweigend zur Kenntnis genommen, ehe sie im Dunkel eines Bücherschranks verschwanden. Aus irgendeinem Grund ist ihnen sein Erfolg, und mag er noch so bescheiden sein, suspekt. Andererseits hält er seinen Eltern zugute, daß sie ihn in nahezu allen seinen Unternehmungen gewähren ließen und ihm keine Hindernisse in den Weg legten.

Anstatt der Trias Langsamkeit, Mittelmäßigkeit und Bescheidenheit den Kampf anzusagen, verschärfte er den Konflikt noch dadurch, daß er sich bei allem, was er tat, eine tiefschürfende Gründlichkeit und einen kompromißlosen Perfektionismus zur Auflage machte. So zog sich sein Studium gewaltig in die Länge, und sein erstes Buch, die Dissertation, umfaßte an die achthundert Seiten.

Und schließlich hat es den Anschein, als verbinde ihn mit allem, was er tut, eine Art von Nibelungentreue. Er hängt einem Unternehmen selbst dann noch an, wenn alle andern längst das Handtuch geworfen hätten. Möglicherweise sind aber gerade Geduld und Ausdauer, gepaart mit einer kräftigen Portion Ehrgeiz, die Voraussetzung für die »überdurchschnittlichen« Leistungen, die er später, allen Unkenrufen zum Trotz, dann doch erbrachte.

Auf andere macht er oft den Eindruck, als habe er endlos viel Zeit. Wenn er dann später in Zeitnot gerät, macht er gerne ›die Umstände‹ dafür verantwortlich. Durch eine Episode in Samuel Oshersons Buch über Väter und ihre Söhne wurde ihm klar, daß er in Zukunft selbst die Verantwortung für sein Verhalten übernehmen muß:

Ein amerikanischer Psychologe ärgerte sich darüber, daß seine Kollegen bereits am frühen Abend Feierabend machten, während er als einziger bis spät abends in der Klinik blieb, in der sie arbeiteten. Er konnte von seinem Büro aus beobachten, wie das Licht in ihren Zimmern erlosch und sie das Gebäude verließen. Einer nach dem andern. Schließlich ging er zu seinem Chef und beschwerte sich über das unkollegiale Verhalten seiner Kollegen. Sein Chef lehnte sich in seinem Sessel zurück und sagte nach längerem Nachdenken: »John, *you* have a problem with time.«

Aus dieser Geschichte habe ich gelernt, daß auch ich ein Problem mit der Zeit habe, das ich, und nur ich, lösen kann. Ich habe das Gefühl, als habe ich noch eine Chance. Nutze ich sie nicht, dann wird es weiter bergab mit mir gehen. Mit einer zweiten Chance ist nicht zu rechnen. Parkinson hat mich mit der Nase auf das Zeitproblem gestoßen. Er hat es verschärft. Kürzlich hat er mir gesagt: »Also, hör mir mal gut zu. Du glaubst, du seist von Natur aus ein langsamer Typ. Obendrein hast du den Fimmel, alles hundertfünfzigprozentig erledigen zu wollen. Schön und gut. Aber der Tag hat nur vierundzwanzig Stunden. Auch wenn du immer wieder diese Geschichte erzählst von der Tankstelle in Amerika mit dem albernen Schild: ›We are open twenty-five hours a day‹. Du findest das lustig. Ich nicht. Wer mit irgendwelchen Tricks den Tag verlängern will, der zieht, *à la longue,* den Kürzeren. Ihr *workaholics* seid alle gleich. Knapst jeden Abend zwei, drei Stunden vom Schlaf ab und habt trotzdem nie genug Zeit. Immer in Eile. Nun – du hast die Wahl. Entweder du machst so weiter und treibst das Spiel auf die Spitze. Wirst schon sehen, wer den längeren Atem hat. Ich kann die Daumenschrauben noch ein wenig anziehen. Aber beschwer dich dann bitte nicht. Oder du änderst deine Gewohnheiten. *Nobody is perfect.* Wir müssen alle irgendwelche Kompromisse eingehen. Deine Entscheidung...«

Wer glaubt, ich hätte mich fortan mit bescheideneren Zielen abgefunden, der hat sich getäuscht. Im Zuge meiner Besinnung auf das Wesentliche läutete ich das Ende der Bescheidenheit ein. Jahrzehntelang hatte ich mich mit einem Platz auf den hinteren Bänken begnügt. Kein Wunder, daß ich in der Öffentlichkeit kaum wahrgenommen wurde. Damit war nun Schluß. Ein Traum wies mich auf diesen Wandel hin: Ich stehe als Vorhangzieher neben der Bühne und ziehe den Vorhang auf; zu meiner Überraschung stehe ich selbst als Star mitten auf der Bühne im Rampenlicht.

Zehn
Ins Gehirn gewichst

Sein Gehirn ist ihm heilig. Er ist Intellektueller. Autor, Publizist, Übersetzer, Dramaturg, Redakteur, Literaturwissenschaftler, Schauspieler, Postbote. Gehirnakrobat. Sternzeichen Schütze. Merkur. Elemente: Feuer, Luft. Vermittelt Wissen. Handelt mit Worten. Ohne Gehirn wäre er aufgeschmissen. Er muß sein Gehirn beschützen. Es hat bereits Schaden genommen. »Ursache unbekannt«. Jemand hat ihm ins Gehirn gewichst.

Seine Krankheit unheilbar. Das A und O immer noch die medikamentöse Behandlung. Die Pillen machen das Leiden erträglich. Verlangsamen seinen Verlauf. Entscheidend ist, das richtige Medikament zu finden. Und die richtige Einstellung. Alle paar Monate wirft die pharmazeutische Industrie ein neues Präparat auf den Markt. Das von den Medien als Wundermittel gepriesen wird. Das die Hoffnungen der Parkinsonisten weckt – und am Ende enttäuscht. Medikamente haben Nebenwirkungen. Unerwünschte. Auch die neuen. Siehe Beipackzettel. Gegen die Nebenwirkungen gibt es spezielle Medikamente. Die wiederum Nebenwirkungen haben...

Er geht sparsam mit den Medikamenten um. Hat Angst vor irreversiblen Schäden. »Soviel wie notwendig, so wenig wie möglich.« So die Devise der Mediziner. Verschreiben aber Hirndrogen wie Hustensaft. Er liegt ständig im Clinch mit ihnen. »Erhöhen Sie die Dosis. Dann geht es Ihnen besser.« Und die Lebenserwartung schrumpft. Die besten Trümpfe nicht gleich zu Anfang verpulvern. Klug haushalten. Er ist in der Defensive. Seine Devise: »Was meinem Hirn gut tut und was nicht, entscheide ich.« Er ist sich selbst der beste Arzt.

Kennt sein Innenleben am besten. Weiß, wie Parkinson sich anfühlt. Wie ein Medikament auf ihn wirkt. Was es in ihm auslöst. Ob es ihm gut tut oder nicht.*

Die Wirkung der Medikamente läßt mit der Zeit nach. Früher war nach zehn Jahren Schluß. Heute nach zwanzig bis dreißig. Dann ist das Blatt ausgereizt. Die Ärzte sind optimistisch. Verweisen auf die Forschung. Die neunziger Jahre waren das Jahrzehnt des Gehirns. Noch nie wurde so viel in Sachen Gehirn geforscht. Was nützt ihm das? Er ist nicht mehr der Jüngste. Wird er noch davon profitieren?

Das Gehirn, sein wertvollstes Organ. Auch das empfindlichste. Er muß es beschützen. »Don't fuck with my mind!« Gegen Mißbrauch in der Vergangenheit bist du machtlos. »Ursachen unbekannt«. Trotzdem sucht er unentwegt danach. Und wenn sie bekannt wären? Was würde das ändern?

Schwabing 1968. Erster Akt: Der junge Student reißt zusammen mit einem Kommilitonen zwei Frauen auf. Sie tanzen. Danach zu ihm auf die Bude. Gerangel um die Schönere von beiden. Er geht siegreich daraus hervor und zieht doch den Kürzeren. Hätte er dem andern doch nur den Vortritt gelassen! Fatale Folgen. Massenhaft Penicillin. Schwächung des Immunsystems. Auch durch Impfstoffe, Röntgenstrahlen, Antibiotica. Er dachte immer, seine religiöse Vergangenheit sei katastrophal gewesen. Sein Liebesleben ein noch viel größeres Fiasko. Zweiter Akt: coitus interruptus. Abrupt unterbrochen von

---

* Nach vielfältigem Experimentieren nimmt er: Madopar T in Kombination mit dem Agonisten Parkotil (Pergolid). Zusätzlich, gegen die Elektroempfindlichkeit, das Dämpfungsmittel Elcrit. Das Madopar hat er größtenteils durch ein natürliches Mittel ersetzt, nämlich durch den Extrakt der Fava-Bohne, die L-Dopa enthält und ihm sehr viel besser bekommt. Letzteres ist in Amerika unter der Bezeichnung *HGH Dopa 400* im Handel erhältlich.

zwei Ordnungshütern: die, statt Diebe zu verfolgen, deretwegen sie gerufen, ins Dunkel privater Räume vordringen, wo der überraschte, geblendete Liebhaber sich und seine Geliebte zu schützen sucht, die Hände hoch, Angriff auf die Staatsmacht, nennt Bullen Bullen, die Staatsdiener beleidigt, deren Stimmen zählen doppelt, Lüge hin, Lüge her, Hausfriedensbruch hin, Hausfriedensbruch her, Liebhaber muß zahlen, achthundert Mark, teurer Spaß, wenn das so weitergeht mit seinem Liebesleben...

Gehirnoperation. Versuche seit Wochen, meine Gedanken dazu niederzuschreiben. Komme nicht über das Wort G-e-h-i-r-n-o-p-e-r-a-t-i-o-n hinaus. Mir fällt dazu nichts ein. Nichts. Gar nichts. Nicht einmal der Ansatz eines Gedankens. Absolute Leere. Ist mir noch nie passiert. Denksperre. Es ist, als ziehe ich jedes Mal eine Niete. Breche ab. Hat keinen Zweck. Es ist, als stecke mein Gehirn fest. Vertröste mich von einem Tag auf den andern. Ein paar Zeilen über Gehirnoperationen, das kann doch nicht so schwer sein. Ich muß es nur wollen. Weiß im Grunde, was ich schreiben will. Genügend recherchiert. Funktioniert aber nicht.

Heute muß ich fertigwerden. *It's now or never*. Zeit vergeht. Tut sich wieder nichts. Woran liegt das? Warum fällt mir zu dem Stichwort Gehirnoperation nichts ein? Verdammt nochmal! Kürzlich noch mit Professor S. darüber gesprochen. Sogar in Erwägung gezogen, einer Gehirnoperation beizuwohnen. Ganz *cool* damit umgegangen. Jetzt aber wie gelähmt. Irgendetwas in mir sträubt sich. Jetzt, wo ich Farbe bekennen muß. Wo ich entscheiden muß: Würde ich mich einer solchen Operation unterziehen oder nicht? Dabei kommt das für mich noch gar nicht in Frage. Es besteht keine Notwendigkeit. Mein Zustand ist noch nicht schlimm genug.

Mit einem Mal steht es mir klar vor Augen: Ich habe Angst. Angst vor einer Operation am Gehirn. Allein das Wort jagt mir Angst und Schrecken ein. G-e-h-i-r-n-o-p-e-r-a-t-i-o-n. Die Angst sitzt mir im Nacken. Acht Stunden Operation am offenen Gehirn. Bei vollem Bewußtsein! Der Kopf in ein Gestänge aus Stahl eingezwängt. Damit du dich nicht bewegst. Du bekommst alles mit. Wie der Bohrer sich in deinen Schädel schraubt und ins Gehirn eindringt... Einen Millimeter daneben, und dein Sprachzentrum ist getroffen. Da brauchst du starke Nerven. Die hab' ich nicht.

Stereotaktische Operation. Ein Taktgeber wird ins Gehirn implantiert. Funktioniert wie Herzschrittmacher. Die Technik heute ausgefeilt. Trotzdem bleibt Restrisiko. Unkalkulierbare Nebenwirkungen. Veränderungen im Gefühlsleben, im Charakter des Patienten. Depressionen. Angeblich nur vorübergehend. Wer will das garantieren? Im Internet Bericht über einen Mann, der sich seit Operation auffallend aggressiv verhält. Auf Dauer. Tolle Aussichten: Da wirst du von einem Übel befreit. Dafür verläßt du den OP als andrer Mensch. Teuflischer *deal*.

Die Operationen wissenschaftlich noch nicht genügend erprobt. Gilt insbesondere für Eingriffe mit Zellverpflanzungen, bei denen dem Gehirn kranke Stammzellen entnommen, im Reagenzglas biologisch verändert und wieder ins Gehirn reimplantiert werden. Wo sie sich vermehren sollen. Im Ausland schon vielfach durchgeführt. Auch die Einpflanzung embryonaler Frischzellen. In Deutschland ethische Vorbehalte dagegen.

Auch ich stehe solchen Eingriffen skeptisch gegenüber. »Die Gen-Manipulateure vergreifen sich an der Eigentlichkeit des Menschen.« Die Medien kündigen die neuen Operationen vollmundig als Durchbruch in der Parkinson-Behandlung an. Und wecken Hoffnung auf Heilung. Noch sind die Langzeitwirkungen unbekannt. Viele Patienten kommen für eine Operation nicht in Frage: zu jung oder zu alt oder vom Krankheitsbild her ungeeignet. Und, *last not least*, sie müssen den Eingriff wollen.

Ich will ihn, hier und heute, nicht. Im Gegenteil. Muß mein Gehirn in Schutzhaft nehmen. Vor Mißbrauch schützen. Vor Ein- und Übergriffen. Vor Strom. Bereits zuviel Schaden angerichtet. Muß retten, was zu retten ist. Die Verantwortung übernehmen.

Schlimm genug, daß ich mein Gehirn tagein tagaus mit Drogen bombardiere. Ganz zu schweigen von der immensen Flut an Informationen, die permanent auf unsere Gehirne einstürmt.

Das Gehirn, der privateste und sensitivste Bereich des Menschen. Mein Gehirn gehört mir ganz alleine. Hast du gehört, Parkinson! Der tut immer so, als hätte er ein Anrecht auf mein Gehirn. Wie auf eine ferne Insel, die annektiert werden soll. Spielt sich dauernd als deren Gouverneur auf. Mischt sich ständig in meine privaten Angelegenheiten ein. Unter dem Deckmantel der Kumpanei. Hast doch selbst ein Hirn. Damit kannst du tun und lassen, was du willst.

In zehn Jahren mag das alles anders aussehen. Bis dahin wird kein Tag vergehen, an dem ich nicht an der Rehabilitierung meines Gehirns arbeiten werde. Neue Quervernetzungen im Gehirn schaffen. Bei Parkinson nicht möglich. So die Mediziner. Wie war das mit Kolumbus? Der suchte neue Quervernetzungen auf der Erdoberfläche. Hatte man ihm nicht prophezeit, sein Schiff werde über den Rand der Erdscheibe stürzen?

Eiskalter Tag, der 27. Januar des Jahres 1970, als er in Madison/Wisconsin landet. Twenty-five degrees below. In Südostasien der Vietnam-Krieg in seiner heißen Phase. In den USA hagelt es Proteste. Auf dem Campus herrscht Bürgerkrieg. Uni geschlossen. Nationalgarde riegelt Campus ab. Mit Bajonetten bewaffnete Soldaten versperren ihm den Weg zu seinem Apartment, das am Lake Mendota gelegen ist gegenüber vom Lake Menona, in den, vier Jahre zuvor, das Flugzeug von Otis Redding gestürzt war. Er muß sich durch die Büsche

schlagen. Durch die Ritzen der Eingangstür schlagen ihm Qualm und Geruch von Marihuana entgegen. Alle Welt raucht Shit. Schwerer, dem Zeug aus dem Weg zu gehen, als es sich zu beschaffen. Er empfindet Marihuana als echte Alternative zum Alkohol. Reineres Glücksgefühl, keine Aggressivität, keinen Kater am nächsten Tag. Doch der Konsum macht ihn passiv. In Gesellschaft nicht gerade erstrebenswert. Nutzt die entspannende Wirkung der Droge, um seiner Schlafprobleme Herr zu werden.

Die Heroinersatzdroge APTP gilt als eine Ursache für Morbus Parkinson.

Er nimmt an einer wissenschaftlichen Studie teil. Ein bereits im Handel erhältliches Präparat soll in einem frühen Stadium der Krankheit erprobt werden.*

Als Versuchskaninchen für eine neue Droge hätte er sich nicht hergegeben. Der Leiter der Studie, Professor S., widmet ihm viel Zeit. Mehr als er in einer der überfüllten neurologischen Praxen je bekommen hätte. Er wird optimal eingestellt. Höchst interessante Gespräche zwischen Neurologen und Patient. Der lernt die Grundlagen der schulmedizinischen Parkinson-Therapie kennen. Mit seiner akribischen Beobachtungsgabe, seinem unermüdlichen Blick nach innen, ist er hier ein willkommener Patient. Sein detaillierter Fragenkatalog, mit dem er jedes Mal in die Klinik kommt, wird ausführlich beantwortet. In den Arztpraxen hingegen gilt er, seiner ewigen Fragerei wegen, als zeitraubender Störenfried.

Mit seinem bisherigen Nervenarzt gerät er aneinander. Der rät zu immer größeren Mengen Madopar. Dadurch werden

---

* Es handelt sich um den Agonisten Parkotil, der in Kombination mit dem L-Dopa-Medikament Madopar verabreicht wird. Auf diese Weise kann die L-Dopa–Dosis niedrig gehalten und so die Behandlungsdauer verlängert werden.

zwar Beweglichkeit und Antrieb erhöht. Aber auch die Nebenwirkungen: Druck des Hirns gegen die Schädeldecke und Empfindlichkeit für elektrische Ströme. Den Druck führt der Arzt auf die Verspannung der Nackenmuskulatur zurück, für die Hypersensitivität macht er die Einbildung des Patienten verantwortlich. Die Situation spitzt sich zu. Elektrizität macht ihm das Leben zur Hölle. Kann sich kaum noch in der Nähe von Strom aufhalten. Wo aber fließt heutzutage kein Strom? Unverständnis und Ratlosigkeit allenthalben. Man gibt ihm zu verstehen, daß er nicht mehr richtig tickt. Die Lage wird lebensbedrohlich. Niemand kann helfen. Er landet in der Klinik. Professor S. kennt die Symptome. Erklärt ihm, L-Dopa macht das Gehirn so empfindlich, daß es die geringsten elektromagnetischen Felder wahrnimmt, selbst dort, wo andere Menschen nichts mehr wahrnehmen. Oder wo gar keine sind. In dem Fall »irrt« sich das Gehirn. Sämtliche Medikamente werden so weit wie möglich heruntergefahren. Sein Nervenarzt hat ihm eine Überdosis verpaßt. Gegen die Elektroempfindlichkeit bekommt er ein dämpfendes Mittel. Während die Parkinson-Mittel anregend wirken. Verstehe das, wer kann. Die Medikamente wirken auf zwei verschiedene Areale im Gehirn ein, erklären die Fachleute den Widerspruch. Erstaunlich, mit welcher Präzision die Medizin heutzutage arbeitet.

In der Klinik läßt eine junge Ärztin das Wort Halluzinationen fallen. Hätte er den Beipackzettel aufmerksam gelesen, wäre er von alleine auf das Wort gestoßen. Er ist alarmiert. So schlimm ist es also um ihn bestellt. Zählt er also doch schon zu den Psychos? Er kann die ›Irrtümer‹ seines Gehirns Schritt für Schritt verfolgen. Ein ganz ›normaler‹, weil materieller Vorgang. Wenn es um den Verstand geht, sind wir jederzeit bereit zuzugestehen, daß ein Mensch sich irren kann. *Errare humanum est.* Er ist also Zeuge seines eigenen, im Entstehen begriffenen Irrsinns. Entfernt sich immer mehr von der Normalität. Seine Lebensgrundlage ist ihm entzogen worden. Sie ist *verrückt* worden. Und damit ist er selbst *verrückt* geworden.

In den *Masaniello-Fragmenten* hat er Jahre zuvor versucht, den vielbeschworenen Wahnsinn des neapolitanischen Volkshelden zu beschreiben. Aufstieg und Fall Masaniellos führen den Prozeß des Verrückt-Werdens mustergültig vor Augen. Wie im klassischen Drama. Die Einheit von Handlung, Zeit und Ort ist gewahrt.

Der heiße Sommer des Jahres 1970. Peace movement. Hippies. Sex and drugs. Anarchy. Trampe drei Monate kreuz und quer durch Nordamerika. The time of my life. Jeden Tag neue Leute, hippies, freaks, Aussteiger, Ausgeflippte, rednecks, Indianer, Studenten. On the road. Rocky Mountains, West Coast, Wüsten, Canyons, am Fuß der Blauen Berge. Übernachte im Freien, in WGs, Kommunen.

Der klapprige VW-Bus kriecht stotternd und keuchend den zwölftausend Fuß hohen Paß hinauf, von Boulder nach Aspen/Colorado. Straße kaum befestigt. Rechts tiefe Abgründe. Vorbei an einer Geisterstadt. Die Luft wird immer dünner. Der Atem langsamer. Der Fahrer merkwürdig distanziert. Wie in Trance. Der Wagen folgt einer unsichtbaren Schlangenlinie. Der Steuermann ist high. Wir teilen einen Joint. Die wilde Bergwelt zieht in Zeitlupe vorbei. Die Gefahr ebenfalls. Wir spüren sie nicht. Die Herberge in Aspen voll von jungen und alten Aussteigern. Flucht in die Bergwelt. Alkohol. Drogen. Zur Sonnenwende zieht ein Trupp zum Hunter Creek hinauf. Oben wird gekifft, was das Zeug hält. Spielen Frisby, bekomme Lachanfall. Aus allen Himmelsrichtungen ziehen Gewitterwolken auf. Es wird Nacht. Baue mein Zelt neben dem großen Feuer auf. Funken stieben hoch in die Luft. Ein Typ hantiert am Feuer. Springt durch die Flammen. Ein kleiner Teufel. Rumpelstilzchen. Taufe ihn Mountain Tom. Hat Parkinson den geschickt? Damit er mich beobachtet? Animiert? Gespenstig ragen die Bäume ringsum in den Himmel auf. Von Zeit zu

Zeit kracht es aus allen Rohren. Die Grenze zwischen Sein und Schein aufgehoben.

Vollkommen unwirklich das Leben in California. Die Menschen derart abgehoben, daß sich eigentlich nur die eine Frage stellt: Wer ist auf welchem Trip? Fahre die berühmte Küstenstraße, den Highway One, hinunter, von Vancouver bis L.A. Der Typ am Steuer schluckt Speed. Damit er wach bleibt, sagt er. Santa Barbara. Nächte am Strand. Speed unter Palmen. Jeff quasselt unentwegt von großen Geschäften, Geld und Drogen. Glaubt sich von der Polizei verfolgt. Ich soll in seinem Apartment einen Plastikbeutel mit Maskulin die Toilette hinunterspülen. Was ich auch tue. Geschlafen wird tagsüber. Schaffe den Absprung aus diesem idyllischen Städtchen nicht.

Das Leben in der Kommune in L.A. völlig verrückt. Rumgammeln. Partys. Drugs. Ausflüge an die Küste. Wasting time... Surreale Atmosphäre. Jeder in seine eigene Situation verstrickt. So gut wie keine Kommunikation. Jeder trippt vor sich hin. Sunshine Acid. Roter Teufel. Don sitzt tagelang am Küchentisch und schmökert. Frißt das Buch mit den Augen auf. »Der braucht eine Brille«, sage ich. Allgemeine Erheiterung. »Laß ihn nur. Der ist o. k.« Wahrscheinlich läuft ein phantastischer Film vor seinem geistigen Auge ab. Sitze mit Nancy am Fenster. Draußen knallbunte Häuser. Fangen an, sich zu bewegen. Verändern dauernd ihre Farbe. Die Häuser in den Bergen strahlen. Auf einmal haben alle Gesichter. Jede Bewegung erzeugt eine neue Welt. Will Nancy mitteilen, was ich sehe. Gelingt mir nicht. Am Ende stammele ich nur noch »Dynamite!« »Wow!« »Far out!« »Groovy!« Alles kommt mir unheimlich wichtig vor. Jegliches Handeln wird schwierig. Total verunsichert. Will Nancy erklären, wer ich bin. Halte ihr meinen Paß vor die Nase. Interessiert sie nicht. Gehen ins New Orleans House. Habe das Gefühl, ich schwebe. Hinter jeder Ecke warten neue Abenteuer. Angst vor den pigs. Bin sicher, wir werden verfolgt. Mir sitzt ein riesiger Bär im Nacken. Ist nur der Kragen meiner Pelzjacke. Im New Orleans House komme ich mir absolut hilflos vor. Wage es kaum, ein Bier zu bestellen. Um mich herum völlig ausgeflippte Typen mit wilden Frisuren und bunten Klamotten. Bilde mir ein, das sei alles für mich inszeniert. Trinke sehr viel Bier. Tanze viel. Phantastischer alternativer Rock. Die Menschen und Dinge kommen mir so klar vor. Der nächste Tag ist so leer, wie ein Tag nur leer sein kann. In mir ist nichts. Aber auch gar nichts. Mein erster LSD-Trip. Und mein letzter.

Elf
Masaniello-Fragmente

1.

Masaniello sei plötzlich wahnsinnig geworden.

Seine Erlasse, heißt es, wurden zunehmend unvernünftiger und phantastischer. Männer wie Frauen waren gezwungen, sich die Haare zu scheren, und es war – unter Todesstrafe – verboten, eine Perücke zu tragen. Geistliche mußten die langen Obergewänder ablegen, sogar die Kardinäle ihre lilafarbenen Roben. Zu verschwinden hatten auch die Schleppen an den Kleidern der Frauen, die sich genötigt sahen, die Unterröcke über den Knien zu schürzen. Ein lächerlicher Anblick, fürwahr! Geistliche wie Weltliche, die weiterhin Röcke trugen, wurden, traf man sie bei Tage, gegeißelt, bei Nacht, aufgehängt.

In seiner Rechtsprechung wurde M. rigoros und unflexibel, die Strafen kapriziös und grausam. Ein armer Kerl, der einen Teppich entwendete, ward augenblicklich niedergehauen; fünfzig Hiebe erhielt der Dieb eines einzigen Käses. Ein streunender Junge wurde aufgeknüpft, weil er irrtümlich die Nachricht in Umlauf setzte, ein Trupp Spanier sei im Anmarsch, und ein Bäcker – seine Laibe waren ihm zwei Unzen zu leicht geraten – lebendigen Leibes in eigenem Ofen gebraten.

Bei öffentlichen Anhörungen hielt M., zum nicht geringen Schrecken der Bittsteller, eine – entsicherte! –

Donnerbüchse in der Hand. Einem Gentleman aus Aversa, der gekommen war, ihm ein ernstes Anliegen vorzutragen, versetzte er einen Fußtritt und ernannte ihn zum Prinzen von Aversa. An seinem verhaßten Feind, dem Herzog von Matalone, rächte er sich – da er seiner nicht habhaft werden konnte –, indem er die gemalten Bildnisse des Herzogs durchstach, ihnen die Augen ausriß, die Köpfe abhieb und sie eigenhändig an einen Pfahl nagelte.

Am Nachmittag des 14. Juli (es sind merkwürdige Tage, die vierzehnten Julis) rannte M., in Begleitung eines riesigen Haufens, ohne Schuhe und Kappe, nur mit einem weiten, abgetragenen Tuche bekleidet, zum Palast und verlangte vom Vizekönig, er möge ihn per Gondel nach Posilipo begleiten, um dort an einer exquisiten Verköstigung teilzunehmen, die er vorbereitet hatte. Dort angekommen, dinierte er über die Maße und trank zwölf Karaffen *Lacrima Christi*, die sein Blut dermaßen in Wallung brachten, daß er danach nie wieder vernünftig gesprochen, noch sich ruhig benommen haben soll. Von nun an verblieb M. entweder in einem Zustand schwermütiger Torheit und Lethargie, oder er ritt, von Furien getrieben, durch die Gassen Neapels, mit gezogenem Schwerte, jagte vor sich her, trampelte nieder, schlug ein, ja tötete alles, was das Mißgeschick hatte, ihm in die Quere zu kommen.

Von einem zweiten Ausflug nach Posilipo zurückkehrend, sprang M., kaum in Neapel gelandet, stark erhitzt und in voller Kleidung, zurück ins Meer, zückte – wieder am Strand – sein Schwert und lief im Delirium in die Menschenmenge hinein, die sich zu ihrem eigenen Schutz gezwungen sah, diesen unglücklichen Irren, oder sagen wir einfach nur diesen Unglücklichen, festzunehmen und ihn in seinem eigenen Hause einzusperren, bewacht von einer starken Truppe Söldner.

Am folgenden Morgen jedoch – wir schreiben den 16. Juli – brachte er es zu Wege, die Fesseln abzustreifen und aus der Haft zu entrinnen. Er rannte schnurstracks zur Kirche *Del Carmine*, wo sich an die achttausend Personen zu einem Festgottesdienst versammelt hatten. Mit einem Kreuz in der Hand erklomm M. die Kanzel und hielt eine bewegende Ansprache an das Volk, die anfänglich an seine ehemalige volkstümliche Beredsamkeit gemahnte. Aber schon bald darauf wurde seine Rede unzusammenhängend, ja unverständlich, und inmitten seines phantastischen Gefasels riß sich M. – schweißgebadet – die Kleider vom Leibe und stellte seinen Körper zur Schau, der von der enormen Unrast und den Anstrengungen, welche er im Namen des Volkes erlitten hatte, ausgemergelt und abgemagert war. Den Priestern gelang es, ihn von der Kanzel zu entfernen, und der Erzbischof, der das Hohe Amt zelebrierte, überredete ihn, sich in eine Zelle des nahegelegenen Klosters zurückzuziehen, damit er sich dort erfrische und ausruhe. In der Tat: Ein wenig Schlaf mäßigte seine Erregung, und er legte sich in ein Fenster und genoß den Anblick jenes Elements, dem er, der arme Fischer von Amalfi, die eigene Existenz verdankte.

M. war also wahnsinnig geworden.

2.

Wie war das da auf der Kanzel, M., warst in die Kirche geeilt, weil du dein Volk dort wußtest, achttausend Seelen, Gelegenheit und – letzter? – Versuch, zu retten, was zu retten ist. Ja, was ist denn da noch zu retten? Mag sein, warst schon zuvor erregt, hattest dich doch eben erst befreit, und waren die Wächter nicht hinter dir her? Bist entschlossen, dem Volk reinen Wein einzuschenken. Doch wo ansetzen, hast wenig Zeit, ungern lassen Priester sich von der Kanzel drängen. Weist also sporadisch hin auf das, was alle wissen, blutsaugerische Herrschaft fremder Spanier, des Volkes unerträgliche Armut, erdrückende Steuern, die Charta Karls des Großen und Gerechten. Gewiß, zerrissen deine Rede, nervös du, fuchtelst mit dem Kreuze, wirst du es schaffen, die unten noch einmal auf deine Seite zu ziehen? Sie gehen den abtrünnigen Weg. Möglich, daß du dich hier und dort schon am Ärmel zupfst, am Kragen auch, daß dir die Gliedmaßen nicht mehr gehorchen wollen. Du ahnst freilich schon, daß es nichts mehr werden wird, weil du es zwar noch willst – und doch auch schon nicht mehr. Begreife das, wer will. Die Kongruenz von Denken, Reden und Handeln beginnt zu bröckeln. Du sagst, daß du der *capitano generale* deines Volkes bist (doch denkst du's auch?), und wenn du deine eignen Worte hörst, dann zögerst du, zauderst, stotterst, traust deinen Worten nicht mehr. Reden aber hat eigene Dynamik, groß war'n die Taten, erstaunlich der Sieg, den du, Sohn des Volkes, mit diesem errangst. Stolz darfst du sein, warum denn nicht, Ehre, wem Ehre gebührt, und für einen Augenblick bist du es auch wieder, Volkskönig und Halbgott, und wenn sie wollen, daß du sie segnest, so tu's doch, warum denn nicht (den Priestern platzt nun freilich bald der Kragen).

Und mit welchem Recht? Mit welchem Recht eigentlich wendet ihr euch von mir ab? Ich weiß es wohl. Habt auf mich schießen lassen, mich eingesperrt, Gift, ja Gift in meiner Speise. Oder etwa nicht?! Dabei – jetzt, jetzt (wann denn auch sonst!) reißt er sich den ersten Fetzen vom Leib – *hab ich für euch getan, was ich konnt', hier schaut, vom Fleische gefallen, ausgemergelt, verzehrt, bis zum Äußersten. Und für wen? Undankbares Volk. Was hab ich denn davon? Und überhaupt. Der Sieg ist errungen, das Recht wiederhergestellt, was braucht ihr mich noch? Was murrt ihr? Was wollt ihr mehr? Ein Gott, der den lieben Gott nicht mehr spielen will, gefällt euch nicht. Zweifelnde Götter mögt ihr nicht.* Götze a.D. Ausgedient. Und er droht zu gehen, geht auch und doch nicht, was ihm die ersten Lacher einbringt, jetzt weiß er selbst bald nicht mehr, was besser ist, dem eignen Wunsche folgen und Fischer sein, oder dem Volk das sein, was es will und braucht. Doch braucht es ihn denn wirklich? Es ist sein Volk, er ist Teil von ihm, also muß er ihm folgen? Entscheide dich. Red' nicht mit zwei Zungen, fummel nicht an deinen Kleidern rum, laß das Sowohl-als-auch und das Entweder-oder, sei der du bist, sein willst, mußt, aber sei's! – Und doch: Das Hin-und-Her da oben auf der Kanzel, das Kommen-und-Gehen-Wollen, das Herrscher-und-Fischer-zugleich-Zeit-sein-Wollen, das Ver-rücken und Verrückt-werden: Hat es nicht einen Sinn, wenn auch einen irren? Aber sag das deinem Volk, daß es dich gefälligst nicht mehr zu brauchen hat, daß die Herrschaft des Volkes noch gar nicht auf dem Plane steht (was M. freilich selbst nicht weiß, vielleicht aber ahnt);

hat je ein Herrscher freiwillig abgedankt, das glaubt dir keiner, damit können die nichts anfangen, das kommt denen verdächtig vor, das wissen die sogar mit allen möglichen Tricks zu verhindern, sonst lachen die dich aus, erklären dich für geistesgestört und sperr'n dich ein. Weil du dich ja auch wie so einer benimmst.

Und so stimmt der Irr-Sinn mit sich selbst überein, nur mit sich selbst, und ist also schwer zu fassen. Rechts quillt das Denken heraus, links die Rede und vorne das Tun. Was von den einen verlacht, von den andern angefeuert und von den Priestern schließlich beendet wird, indem sie die – im objektiven Schweiß der Dialektik gebadete – Unentschiedenheit von der Kanzel herunterzerren und in die Schlafzelle des nahen Klosters zum Ausspannen bringen.

3.

M., der Idiot. Den gibt es. M.s Haupt, in Form einer Plastik. Unbekannter Künstler, aber einer von denen, die an den Wahnsinn M.s als Einheit von Körper und Geist glauben. Dem Werk steht der Wahn ins Gesicht geschrieben, ja, er strahlt speicheltropfend daraus hervor, so daß der unvorbereitete Betrachter intuitiv den Abstand vergrößert, denn man weiß, solch Irrsinn steckt an. Aus dem Gesicht spricht höchste Verzweiflung. Und, obwohl der Blick auf etwas Bestimmtes fixiert scheint, sich daran festzuklammern sucht, wissen wir genau, daß es dieses Objekt gar nicht gibt. Der Blick reflektiert, nachdem er ins Unendliche gegangen ist, wieder nach innen zurück; denn der Grund der Verzweiflung steckt in ihm selbst, in seinem Hirn.

Nichts anderes als die Tatsache, daß dieses vergiftete Hirn seinem Herrn nicht mehr gehorcht, wie eben noch, ist die Ursache für den verzweifelten Blick, für die tiefen Furchen auf der Stirn. Darüber stehen wild und elektrisiert die Haare zu Berge, gierigen Schlangen gleich – nein, es *sind* Schlangen, die, aus dem Schädel hervorsprießend, sich aufbäumen und ihren tödlichen Saft aus dem Hirn saugen. Der Kampf, nicht zwischen Schlangen und Held wird er ausgetragen, nein, Psychologie hält Einzug, der Feind steht nicht mehr draußen vor den Toren, sondern hat sich mitten im Kopf des Helden eingenistet. Und weil dieses Haupt so gemeingefährlich, hat man die Plastik, nach dem Muster von Wasser- und Schrumpfköpfen, in ein Gefäß eingeschlossen.

4.

Der todernste Blick, nach-denklich, vor-sorgend und trauernd zugleich. Selbst vom Punkte des Sieges aus gibt es mitnichten Anlaß zur Freude. Trauer über das Vergangene, das vergossene Blut, die Opfer, die Fehler, die Schuld: antizipierende Trauer auch: über die Zukunft, die Einsicht in die Unvermeidbarkeit der radikalen Phase samt ihrer Schrecken, über das Unzeitgemäße von Erhebungen, über die Kluft zwischen Führer und Volk, die melancholische Sehnsucht, *paris inter pares* zu sein, *pescis inter pesces*. Das aber wäre die Aufgabe der Revolution. Zweifelnd-verzweifelte Trauer: eine historische Dampfwalzenrolle spielen und doch nicht die Welt menschlicher Gefühle verraten wollen. Mischung aus Robespierre und Danton, die handlungsunfähig macht.

Vollends handlungsunfähig schossen ihn dann Verräter im Kloster *Del Carmine*, und Micco Spadaro hätte ihn so malen können, geschlossenen Auges, wie Louis David seinen *Marat Assassiné*, der wie M., bis zur letzten Minute die Ereignisse bestimmend, gewaltsam weggerissen wurde in den Tod. David zeigt das Pendel ausgeschlagen, zum allerletzten Mal, kein Blick mehr, der uns ein letztes Vermächtnis mitteilte. Der Dolch der Cordais überraschte Marat und riß ihn unvorbereitet aus unablässiger Agitation. M. hingegen soll seine Tötung Tage zuvor vorausgesagt haben. Er ahnte das nahende Ende und vermochte so im Sieg die Niederlage mitzusehen, im Vertrauen zu seinen Leuten den Verrat, in der Gewaltlosigkeit – denn sein Umsturz war durch sie gekennzeichnet – die Gewalt, in der Gerechtigkeit die Ungerechtigkeit, in der Gewißheit den Zweifel. An seiner an Raserei grenzenden Geschwindigkeit sei M. gescheitert, sagt man, und Micco Spadaro führt uns den ruhenden Raser vor. Der Komet ist zum Stillstand gekommen, bedenkt die Bahn, den zurückgelegten Weg, die künftige Richtung. Der Ausbruch des Vesuv ist vorüber, außen Ruhe, innen brodelt es weiter, es raucht und dampft, und die Frage ist, wie es weiter geht, genügt die erste Explosion, verlangt das Innen weiter Ausgleich mit dem Außen. Der erste Stoß hat dem Vulkan Satisfaktion gebracht, doch wird sie währen? Was nützt es, wenn nicht einfürallemal aufgeräumt wird, damit dauerhafte Ruhe herrschen kann, unbedroht von weiteren Eruptionen. Hat schon die Macht des ersten Ausbruchs fürchterlich erschreckt, so läßt die Aussicht auf weitere die Menschen ganz verstummen.

Solch ambivalente Stummheit spricht aus Micco

Spadaros Porträt von M. Doch würde der Betrachter es verstehen? Würde er M. wissend zulächeln, ihm vielleicht sogar ermunternd zunicken und vor sich hin murmeln: M., ich verstehe dich?*

---

* Masaniello (1623–1647) war der Anführer des Aufstands in Neapel im Jahre 1647 gegen die spanische Besatzungsmacht. Masaniello war von Beruf Fischer und führte die Neapolitaner in wenigen Tagen zum Sieg, wurde aber am 16. Juli von vier Verrätern ermordet.

Zwölf
Blick zurück ohne Zorn

Jahresende 2000/2001 – Beldibi – türkische Riviera – *****Hotel *Antalya Renaissance*.

Ominöser Name. Gute Gelegenheit, zurückzublicken und Ausschau zu halten. Das Jahr 2000 als Puffer zwischen den Jahrtausendblöcken.

Wieder einmal der Einsamkeit entflohen – um in eine noch tiefere *loneliness* zu fallen. Immerhin Distanz geschaffen. Aber bin ich überhaupt alleine? Morgens gleich ans Meer. Dort kauert ein Fischer am Strand. Der mich lächelnd mit einer Handbewegung einlädt, mich zu ihm zu gesellen. Er reicht mir eine dicke Orange und ein furchterregend langes Messer. Der alte Mann schaut schweigend über das Meer. Ab und zu wirft er Brotstückchen aufs Wasser hinaus, so weit er kann. Heute hat er noch keinen Fisch gefangen. Er bedeutet mir die Landschaft: Kemer, Antalya, Lara, Golf von Antalya, die nicht endenwollende weiße Häuserzeile mit dem majestätischen, schneebedeckten Taurusgebirge im Hintergrund. Und plötzlich weist sein Zeigefinger schräg in den Himmel hinein: »Istanbul«. Wo ich es nie vermutet hätte. Wieder dieses Gefühl unendlicher Weite, wie in Amerika, und in Rußland. Ich deute auf einen großen und einen winzigen Stein: Türkei, Deutschland. Wir kritzeln Zahlen in den Sand. Für die Bevölkerung, die Höhe der Berge. Meine erste Begegnung mit türkischer Gastfreundschaft. Verflogen die Gedanken an Polizei- und Militärterror, an Folterungen und Gefängnisrebellion. Wünsche dem Alten, daß er viele Fische fangen möge. Er lacht. Der alte Mann, die Orange und das Meer. Der Tag ist gerettet. Ich habe eine Freundschaft geschlossen. Fürs erste bin ich mit meiner neuen Einsamkeit versöhnt.

Was hat das Jahr gebracht? Es war das Jahr der Gewöhnung an Parkinson. An seine Omnipräsenz. Der mir auf Schritt und Tritt folgt. Wohin ich auch gehe. Parkinson. Immer mit von der Partie. Jeder Versuch, ihn abzuschütteln, zum Scheitern verurteilt. Folgt mir wie mein eigener Schatten. Beschattet mich wie ein Privatdetektiv. Wer ist sein Auftraggeber? Und vor allem, was soll er herausfinden? Daß ich wieder einmal versucht habe, ihn loszuwerden? Dabei weiß ich ganz genau, daß es keinen Zweck hat. Holt mich stets wieder ein. Und macht mich darauf aufmerksam, daß ich ein *gentleman's agreement* mit ihm eingegangen bin. Ich versuche nicht, abzuhauen, und er läßt mich dafür weitgehend in Ruhe.

Oft dackelt er ein paar Meter hinter mir her. »Sieh mal, da kommt wieder dieses seltsame Paar«, sagen die Leute, »der mit seinem komischen Begleiter.« Was mir nicht gefällt, ist, wenn Parkinson vorausgeht und in seiner polternden Manier die Leute auf uns aufmerksam macht. Ich rege mich jedes Mal darüber auf. Zittere dann besonders stark, schlurfe – wie aus Protest – mit dem rechten Fuß und gehe, aus Trotz, noch ein bißchen gebückter als sonst. Und ziehe so die Aufmerksamkeit der Leute erst recht auf uns.

Alles in allem habe ich mich an Parkinson gewöhnt. Wie an einen langjährigen Freund. Einen, den man sich nicht ausgesucht hat, der aber mit zur Familie gehört. Den man nicht missen möchte. Ein unbequemer Freund, dieser Parkinson. Von dem ich viel lernen kann. Wenn ich will. Wenn ich bereit dazu bin.

Ab und zu kommt dennoch die Hoffnung auf, daß ein Leben ohne Parkinson möglich ist. Besonders dann, wenn ich mal für ein paar Stunden symptomfrei bin. Sofort macht sich die Vorstellung breit: »Ich bin geheilt. Es ist alles wieder wie früher.« Doch jedes Mal kommt Parkinson am Ende wieder angetrottet und schaut mich mit einer Unschuldsmiene an, die mir zu verstehen geben soll: »Da bin ich wieder. Hätten uns beinahe aus den Augen verloren.« Dieser scheinheilige Schlawiner. Aber ich gebe die Hoffnung nicht auf. Es lebt sich besser mit Hoffnung.

Im großen und ganzen kommen wir gut miteinander aus. Er läßt mich in Ruhe. Und ich folge seinen Regeln. Manchmal ist mir seine Präsenz so selbstverständlich, daß ich glatt vergesse, daß er da ist. Dann falle ich in alte Gewohnheiten zurück. Vergesse die Medikamente pünktlich einzunehmen, werde bewegungsfaul, ernähre mich falsch, trinke Kaffee, probiere, ob der Tabak noch schmeckt, finde abends den Weg nicht ins Bett. Mit andern Worten: Ich schlage über die Stränge – wie einst im Mai.

An die regelmäßige Einnahme der Medikamente kann ich mich nur schlecht gewöhnen. Fünf Mal am Tag. Jeden Tag. Wo ich auch bin. Unter allen Umständen. Schließlich habe ich noch andere Dinge zu tun. Ich bin doch kein Rentner. »Dann werden Sie um so schneller zum Rentner«, konterte Professor S. mit schlagfertiger Dialektik.

Die Gewöhnung an Parkinson hat zwei Seiten. Einerseits spare ich wertvolle Energien, wenn ich Parkinson grundsätzlich akzeptiere und nicht jeden Tag von neuem einen Aufstand gegen ihn inszeniere. Auf der andern Seite besteht die Gefahr, daß Monate ins Land gehen und ich vergesse, am eigenen Selbstheilungsprozeß weiterzuarbeiten. »Wenn du es mit mir aufnehmen willst«, hatte Parkinson mich einmal gewarnt, »dann sei stets vor mir auf der Hut.« Und ein anderes Mal: »Du mußt dich an mich gewöhnen! Wehe dir, wenn du dich an mich gewöhnst!«

Vor ein paar Tagen Streit mit Parkinson. Er beklagte sich darüber, daß unsere Freundschaft in letzter Zeit arg gelitten habe. Er sei das ständige Gezänk um Kleinigkeiten leid. Wir hätten doch wahrlich Wichtigeres zu tun. Ob ich mich denn nicht mehr an jenen Satz erinnern könne, der mich damals, als wir Freundschaft schlossen, so sehr bewegte.

Natürlich erinnere ich mich an jenen Satz. So etwas vergißt man nicht. Damals wagte ich ihn kaum zu denken, geschweige denn auszusprechen: *Meine Begegnung mit Parkinson sei das Faszinierendste, was mir je widerfahren sei.* Habe heute noch Skrupel, ihn über die Lippen zu bringen. Empfinde ihn immer noch als Skandal. Damals kam er mir vor wie Verrat. Wie kann einer mit seinem Peiniger Freundschaft schließen? Gemeinsame Sache mit seinem Henker machen? Pfui Teufel. Schwer zu verstehen. Trotzdem, ich bereue ihn nicht.

Die Reise nach innen, in die Tiefen meines Gehirns, ist aufregender als alle Reisen nach außen, die ich je unternommen habe.

Sage den Satz manchmal leise vor mich hin. Und bin stolz. Worauf? Daß ich begonnen habe, ernsthaft über mein Leben nachzudenken. Daß ich den alten Gewohnheiten den Kampf angesagt habe, die mir so lange den Weg verstellt haben: zum Glück. Zur Gesundung. Zum Erfolg. Daß ich die Verantwortung für mein Leben übernommen habe. Ohne Parkinson nur schwer vorstellbar. Hätte weitergemacht wie bisher... *workaholic*... Perfektionist... Raubbau am eigenen Körper... mit dem Kopf durch die Wand... Mißachtung der Gefühle... Parkinson hat den Prozeß ins Rollen gebracht. Hat mir das Tor zur Welt der Erwachsenen aufgestoßen. Und das Tor hinter der Kindheit geschlossen.

Wie konnte ich das vergessen? Und mich statt dessen mit Parkinson über tausend Belanglosigkeiten streiten? Ich versprach Besserung, wohl wissend, daß der Weg, der vor uns liegt, eine gefährliche Gratwanderung ist. Wer mit Parkinson tanzt...

Mit Ablauf des fünften Jahres p.p. ist mir klar geworden, daß ich mit Parkinson allein auf weiter Flur stehe. Es ist einsam um mich herum geworden. Die Menschen, mit denen ich es zu tun habe, unterscheiden sich in einem Punkt: Die einen wollen mit einem, der Parkinson hat, nichts zu tun haben. Sie haben jegliche Beziehung zu mir abgebrochen. Ich komme mir vor, als hätte ich die Krätze. So muß das im Mittelalter gewesen sein, bei Ausbruch der Pest. Dabei weiß doch jedes Kind, daß Parkinson nicht ansteckend ist. Aber das ist wohl nicht der wahre Grund. Die bloße Gegenwart eines unheilbar Kranken jagt ihnen solche Angst ein, daß sie Hals über Kopf die Flucht ergreifen. Zu dieser Gruppe gehört der Großteil meiner Familie. Mit Ausnahme meiner Mutter, die, vierundachtzigjährig, selbst schwer erkrankt ist. Zu meinem Geburtstag wollte ich noch einmal Familie und Freunde um mich herum versammeln. Mir schien, als machten die, die überhaupt kamen, sich so schnell wie möglich wieder aus dem Staub. Ich kann mich des Eindrucks nicht erwehren, als hätten sie sich gegen mich verschworen. Sei's drum. Ich kann sie nicht zwingen. Dafür halten die Freunde, denen meine Krankheit nichts ausmacht, um so entschlossener zu mir. Es ist, als seien die Bande enger geschmiedet.

Carpe diem. Nutze den Tag. Parkinson hat mich schon mehrfach auf die Nützlichkeit dieser Maxime aufmerksam gemacht. Auf seine ruppige Art. »Ich rate dir dringend... Du mußt nicht. Aber wehe, wenn nicht...« Ich bin seinem Ratschlag gefolgt. Denn ich muß die Zeit, die mir zur Verfügung steht, gut nutzen. Muß sie gut einteilen. Mich auf das Wesentliche konzentrieren. Unwichtiges weglassen. Lernen, nein zu sagen. Delegieren lernen. Die Hilfe anderer annehmen. Und so habe ich heute an manchen Tagen mehr Zeit als früher, obwohl mir eigentlich weniger Zeit zur Verfügung steht. Wer hätte das gedacht!

Fixiere ich mich aber zu sehr auf diese Maxime, so werde ich zum Sklaven meines Terminkalenders. Zum Nützlichkeitsfanatiker, der nur das Eine im Sinn hat, wie er die vierundzwanzig Stunden noch besser ausnutzen kann. Muße, Faulenzen, sich Zeit lassen, solche Worte kommen in seinem Vokabular nicht vor. *Sittin' on the dock of the bay/wasting time*... unvorstellbar.

Mindestens ebenso wichtig ist für mich eine Abwandlung dieser altehrwürdigen Sentenz geworden. Sie hat den unschätzbaren Vorteil, daß sie ebenso angenehm ist wie das *carpe diem* nützlich. Die Variation, die ich meine, lautet: *Genieße den Tag*.

Zur Jahreswende 2000/2001 habe ich zum ersten Mal in meinem Leben einen Rundbrief verfaßt, den ich an Menschen verschickt habe, die mir nahestehen. Mit Bedauern mußte ich feststellen, daß ich nicht mehr in der Lage bin, meine private Korrespondenz in gewohntem Umfang weiterzuführen. Beim Verfassen des Briefes, der den Charakter eines Rückblicks auf das Jahr 2000 annahm, stellte ich fest, daß ich im wesentlichen die *highlights* des Jahres aneinandergereiht hatte. Und es entstand der Eindruck, als gehe es dem Verfasser doch recht gut. Was der alles erlebt hat in diesem Jahr! Warum jammert der eigentlich so!

Und so genieße ich heute sowohl die kleinen Dinge, die den Alltag versüßen, als auch große Unternehmungen, etwa Ausflüge oder Reisen, die mich dieses Jahr in die USA, die Türkei, nach Mallorca, an den Ammersee, zur EXPO nach Hannover führten. Diese lebensbejahende Wende in meinem Leben steht unter dem Motto: »Tu, was dir und deiner Seele gut tut. Wenn du Freude am Leben hast, dann kommst du besser zurecht. Vor allem auch mit Parkinson.« Das setzt eine gute Portion Egoismus voraus. Dem Vorwurf: »Du denkst immer nur an dich selbst«, oder: »Du nimmst das Leben nicht ernst genug« setze ich entgegen: »Was nütze ich euch, wenn ich krank oder gar tot bin? Je besser es mir geht, desto mehr habt ihr von mir.« Was mir gut tut, das kann allerdings nur ich selbst entscheiden.

Reisen bedeutet Bewegung und ist die beste Medizin gegen die zunehmende Unbeweglichkeit. Ich muß reisen, solange ich dazu noch fähig bin. Auf meinen Reisen habe ich stets die besten Anregungen für meine Arbeit bekommen.

Die Reisen in die USA und in die Türkei bargen je eine große Überraschung in sich. In Amerika erneuerte ich nach mehr als zwanzig Jahren meine Freundschaft mit ehemaligen Kollegen und Freunden aus der 68er Zeit. Mit einer Selbstverständlichkeit, als ob gerade ein paar Monate ins Land gegangen wären. Es war eine Zeitreise zurück in die Vergangenheit. Meine Erkrankung schien dieser Renaissance nicht im Wege zu stehen. Man akzeptierte mich, so, wie ich heute bin. Mit Genugtuung stellte ich fest, daß die Solidarität von damals heute noch Bestand hat. In der Türkei wurde ich zum tanzenden Grufti.

**Dreizehn
Let's Twist Again**

Die Abende im Hotel *Antalya Renaissance* hatten rituellen Charakter. Sie liefen alle nach einem bestimmten Muster ab. Wegen der sintflutartigen Regenfälle und Überschwemmungen waren wir gezwungen, die Abende im Hotel zu verbringen. Zwischen sechs und acht Uhr fanden sich die Gäste im Speisesaal zum allabendlichen Dinner ein. Danach begaben sich die Unternehmungslustigen in die benachbarte Piano-Bar. Dort saß man in kleinen Gruppen beieinander, süffelte exotische Drinks, unterhielt sich und frönte dem Motto: Sehen und Gesehenwerden. Für Unterhaltung sorgte eine Zwei-Mann-Combo, die mit Hilfe von allem möglichen elektronischen Equipment griechische, lateinamerikanische und sonstige Evergreens zum Besten gab. Da war für jeden, jung und alt, etwas dabei. Ein, zwei Paare wagten sich als erste auf die Tanzfläche, und im Handumdrehen war die Tanzfläche voll. Erst nach ein paar Tagen bemerkte ich, daß ein Animateur und eine Animateuse ihre Hand dabei mit im Spiel hatten. Animation, das war mir bislang nur aus dem Fernsehen bekannt als eine Art von überkandidelter Unterhaltungsmasche. Die beiden jungen Leute – ein Türke und eine Russin – animierten recht unauffällig. Sie waren beide exzellente Tänzer und fingen einfach an, vorzutanzen. Mit folkloristischen Gemeinschaftstänzen, etwa dem griechischen Sirtaki, lockten sie Dutzende von Gästen aufs Parkett. Innerhalb kürzester Zeit war eine enthusiastische Tänzerschar zu Gange. Die Stimmung stieg fieberartig.

Ich beobachtete das Treiben von der Bar aus. Tanzen war noch nie meine Sache gewesen. Ich bin kein guter Tänzer.

Mit wem hätte ich hier auch tanzen sollen? Zwar hatte ich als Teenager gleich dreimal die Tanzschule besucht, mit den formalen klassischen Tänzen stand ich aber von Anfang an auf Kriegsfuß, beziehungsweise auf dem Fuß meiner Dame. Ich fühle mich durch das formale Reglement eines Walzers oder eines Foxtrotts in meiner Bewegungsfreiheit eingeengt. Außerdem fehlt mir das zum Tanzen notwendige Feingefühl für meinen Körper, eine Art siebter Sinn. Über-all dort, wo besondere Bewegungsabläufe verlangt werden – beim Sport, Tanzen, Yoga – mangelt es mir an der nötigen Koordination, und meine Anstrengungen enden oft in einem Krampf. Zur Tanzstunde ging ich nicht um des Tanzens willen, sondern wegen der Gaudi und um das eine oder andere Mädchen kennenzulernen.

Mit dem Auftauchen des *Twists* Mitte der sechziger Jahre vollzog sich eine Revolution auf dem Tanzparkett. *Let's Twist Again* mit Chubby Checker wurde das Hohelied meiner Generation. Mit den neuen Tänzen – angefangen beim *Twist*, über den *Boogie-Woogie*, den *Rock'n Roll* bis hin zum Freestyle der siebziger und achtziger Jahre – eröffnete sich meiner Generation eine neue Welt: Hier konnte jeder tanzen, wie er wollte und so gut er konnte. Die Tanzfläche wurde zum Ort der eigenen Selbstverwirklichung. Zum Sound der Beatles und der Rolling Stones und den Rhythmen des *Heavy rock* wurde auch ich zum exzessiven, enthusiastischen Tänzer.

Durch Zufall kam ich mit der jungen, russischen Animateuse ins Gespräch, und sie forderte mich zum Tanzen auf. Wie so oft hatte ich Angst vorm Tanzen. Angst, ein schlechtes Bild abzugeben. Angst, die Erwartungen meiner Partnerin zu enttäuschen. Angst, beobachtet zu werden. Vor allem aber die Angst, daß meine Lähmung mir einen Streich spielen würde. Und schließlich die Angst, Opfer meiner Ängste zu werden. Erstaunlicherweise trat von all dem nichts ein, und es kam nicht zu dem befürchteten Supergau. Zu meiner Überraschung begann mir das Tanzen sogar Spaß zu machen. Ich bin mir heute noch nicht sicher, ob man mir ansah, daß mein rechter Arm und mein rechtes Bein immer ein wenig hinterherlahmten. Meine junge, hübsche Partnerin forderte meine männliche Eitelkeit heraus, und so wuchs ich von Tanz zu Tanz über mich hinaus. Am Ende des ersten Tanzabends verabredeten wir uns für den nächsten Abend wiederum um acht an der Piano-Bar. Von da an hieß das allabendliche Motto: um acht an der Piano-Bar – *same procedure as every night*. Die Jüngeren zogen um Mitternacht hinüber in den Antalya Club, die hoteleigene Disco, und tobten sich dort bis spät in die Nacht aus. Ich munter hinterher. Ich war erstaunt, wieviel Energie noch in mir schlummerte. Und wunderte mich, daß ich, Parkinson zum Trotz, Gefallen am Tanzen gefunden hatte. Oder vielleicht Parkinson zu Gefallen? War der etwa mit von der Partie und hatte wieder einmal eine andere Gestalt angenommen? War er vielleicht jener leidenschaftliche türkische Vortänzer, der mich mit seinen exzeptionellen Tanzkünsten aufs Parkett lockte?

Fortan erklärte ich das Tanzen zur Chefsache. Ich betrachte es als eine Art von Therapie. Es war für mich der Beweis, daß meine Knochen noch einigermaßen beweglich sind. Auch stieg mein Selbstwertgefühl, das durch die Erkrankung stark angeschlagen war. Natürlich stieß ich an meine Grenzen. Beim *Twist* stellte ich fest, daß mein rechtes Bein sich nicht mehr in der geforderten Weise verbiegen läßt. Da mochte Chubby Checker noch so sehr insistieren »Shake it, baby, shake it!« Dafür versetzte ich aber mit einem flott hingelegten *Boogie-Woogie* die Zuschauer in Erstaunen. Das war das Schwungvollste, was ich zu bieten hatte. In den sechziger Jahren gerieten wir beim *Boogie-Woogie* in Ekstase.

Der Höhepunkt der Entertainment-Welle im Hotel *Antalya Renaissance* kam beim Gala-Essen in der Sylvesternacht.

Draußen schüttete es wie aus Kübeln, während drinnen, kurz vor Mitternacht, die Stimmung überschäumte. Wir, eine international zusammengewürfelte Gruppe aus Türken, Russen, Franzosen und Deutschen tanzten unentwegt und fanden erst im Morgengrauen unseren Weg von der Disco zurück ins Hotel. Wir mußten durch Wassermassen waten, die mittlerweile das Hotel umgaben. Am nächsten Tag stand die Disco unter Wasser, und so setzte der Himmel dem Treiben ein natürliches Ende.

Diese Unternehmungen haben mir sehr viel Mut gemacht. So wurde das Hotel *Antalya Renaissance* zum Schauplatz meiner eigenen Wiedergeburt. Daß so eine Geburt nicht ganz reibungslos vonstatten geht, das konnte man an den katastrophalen Begleitumständen sehen: Die Götter inszenierten ein gewaltiges Naturschauspiel. Es blitzte und donnerte drei Tage und Nächte in einem fort. Dazu nicht endenwollende tropische Regengüsse. Das Gefühl, Überlebender auf der Arche Noah zu sein, sorgte für den angemessenen Rahmen dieser meiner Wiedergeburt.

Nach Deutschland zurückgekehrt, setzte ich meine Tanzaktivitäten fort, indem ich gelegentlich improvisierte Tanzparties veranstalte und mich gemeinsam mit jungen Leuten zu *Heavy-rock*-Klängen austobe. Eine befreundete Sängerin singt dabei zur Gitarre Hits aus der Hippiezeit. Mit dem immer schneller werdenden *La bamba* lockt sie unsere Tanzwut heraus, und bei *Johnny Guitar* geraten wir geradezu aus dem Häuschen.

Ein kleines Abenteuer war unser Besuch in einer Discothek, mitten in der Provinz. Es war an einem Samstagabend. Wir entschlossen uns, dem *Yee Old Sattlers Inn* in L. einen Besuch abzustatten. Wir wußten nicht, was uns dort erwartete. In L. angekommen, fragten wir nach dem Weg. Eine Frau um die vierzig spähte in den Wagen und lächelte verschmitzt, als wolle sie sagen: »Na, seid ihr nicht ein paar

Jährchen zu alt für den *Sattler's Inn*!« Zehn Minuten später vor dem Eingang zum *Sattlers Inn*: Panzertür mit zwei bulligen, furchterregenden Rausschmeißern mit Tätowierungen auf den nackten Armen davor. Unschlüssig, ob wir hineingehen sollten oder nicht, zahlten wir schließlich drei Mark Eintritt und betraten das Etablissement, das sich als eine normale *country disco* im Westernstil entpuppte. Es schien, als sei dort in den letzten zwanzig Jahren an der Einrichtung nichts verändert worden. Wir beobachteten das Geschehen zunächst einmal von der Galerie aus. Getanzt wurde noch wenig. Ich war bei weitem der Discoälteste. Uns trafen neugierige Blicke, die sagen wollten: »Wer ist denn dieses merkwürdige Pärchen? Die haben wir hier noch nie gesehen.« »Wie kommt dieser Grufti zu dieser jungen Braut? Irgendetwas stimmt mit dem nicht. Der bewegt sich so komisch.« Vielleicht bildete ich mir das alles nur ein. Später wagten wir uns aufs Parkett. Meine Begleiterin war eine extravagante Tänzerin und zog die Aufmerksamkeit der Teenager auf sich. Ich hatte meine liebe Mühe, mit ihr mitzuhalten. Aber es gab kein Zurück. Mit der Zeit kümmerte ich mich kaum noch um die anderen. Jeder schien hier zu machen, was er wollte. Und so verlief der Abend ohne Zwischenfälle. Das Leben war nicht mehr nur der Beweis seiner selbst. Es wurde allmählich wieder lebenswert.*

---

* Ich erinnere mich an einen Parkinsonkranken, der sich einer stereotaktischen Gehirnoperation unterzog und danach wieder in der Lage war, zu tanzen. Diese Erfahrung war ihm so wichtig, daß er seinem Buch, das er über seine Erfahrungen mit der Parkinson'schen Krankheit schrieb, den Titel gab *Vom Rollstuhl auf die Tanzfläche*. Ich, meinerseits, bin froh, und stolz, daß es mir auch ohne Gehirnoperation gelungen ist, das Tanzbein wieder zu schwingen.

Vierzehn
Hanswurstiaden im Schlaflabor

1.

»Zentralinstitut für Seelische Gesundheit« – der Name erinnert eher an eine Institution der Kommunistischen Partei als an ein Hospital. Darin untergebracht die Klinik für Psychiatrie und Psychotherapie. Teil davon das Schlaflabor, wo meine Schlafgewohnheiten auf den Prüfstand gestellt werden sollen. Setze große Hoffnungen auf die Untersuchungen. Den größten Teil meines Lebens unter Schlafstörungen gelitten. Doch was hat Schlaflosigkeit mit seelischer Gesundheit zu tun? Tagsüber werde ich mit den Insassen der Psychiatrie zusammengewürfelt – und auch wie diese behandelt. Bin ich schon ein Fall für die Psychiatrie? Am ersten Tag kein Essen. Glatt vergessen worden. Sonntag morgen. Will zur Buchmesse nach Frankfurt, wo ein Buch von mir vorgestellt wird. Alle Badezimmer abgeschlossen, kein Personal zu finden. Verspäte mich, gebe den Plan auf.

Unter Schlaflabor etwas ganz anderes vorgestellt: schalldichte Räume, ein besonderes Bett, technische Meßinstrumente... eben ein Labor. Das hier ein schäbiges Krankenhauszimmer. An der Decke über dem Bett eine Videokamera. Sonst nichts Außergewöhnliches. Ein hundsgewöhnliches Krankenhausbett mit einer billigen Schaumstoffmatratze. Vielleicht sollen die Patienten hier absichtlich unter ›normalen‹ Umständen schlafen. Trotzdem, die Schlafbedingungen hier sind alles andere als normal.

Werde vorm Schlafengehen eine Stunde lang mit Kabeln verklebt: am Kopf, neben den Augen, in der Nase, am Unterkiefer, an Füßen und Beinen und an den Fingern. Ein Gurt um die Brust und einer um den Bauch. Atmung, Puls, Blutsauerstoff, jede Bewegung wird aufgezeichnet. Mein Adrenalinspiegel steigt. Mit diesem Kabelgewirr am Körper soll ich schlafen? Als exzessiver Hin-und-her-Wälzer bin ich besorgt, mich nachts in den Drähten und Leitungen zu verheddern. »Die meisten Patienten, die hierher kommen, schlafen die erste Nacht schlecht«, klärt mich die Leiterin des Schlaflabors, eine attraktive Ärztin mit kastanienbraunem Haar, auf. Schöne Aussichten! Aber auch die zweite Nacht schlafe ich schätzungsweise nur drei bis vier Stunden. Das ständige Gerede des Nachtpersonals im Nebenraum hält mich wach. Mein Zimmer ist nur durch eine gewöhnliche Holztür vom Nachbarraum getrennt. Durch den Spalt unter der Tür dringt Licht in mein Zimmer. Drüben muß allerlei elektronisches Gerät stehen, auf dem meine Daten registriert werden. Auch das Summen, Rauschen und Knacken der Computer hindert mich am Einschlafen. Bei jeder Umdrehung klickt und klackt es. Bewege ich mich nicht, kann ich nicht einschlafen, bewege ich mich, hindern mich die Geräusche daran. *Catch 22*.

Am nächsten Tag vorläufige Auswertung der Daten: Ich sei schon bald nach dem Zubettgehen eingeschlafen, bekomme ich zu hören. Ich widerspreche. Wie hätte ich dann die Gespräche des Nachtpersonals mithören können? Des Rätsels Lösung ist ein seltsames Phänomen, über das ich mir erst vor Kurzem klar geworden bin. Es ist eine Art Wachschlaf. Die Geräte haben auf ihre Weise recht: Ich war eingeschlafen, das heißt, Körper und Atmung waren ruhiger geworden, der Puls langsamer. Alle Organe arbeiten in *slow motion*. Der Körper schläft, aber das Gehirn funktioniert weiter. Ich nehme alles wahr, was um mich herum geschieht. Ein merkwürdiges Gefühl. Für Intellektuelle und *workaholics*, denen der Tag nie lang genug sein kann, ein idealer Zustand. Natürlich wird das Gehirn auf diese Weise überstrapaziert. Es braucht eine Ruhepause genauso dringend wie alle andern Organe auch. Was für einen Geistesarbeiter wie ein Segen aussieht – rund um die Uhr denken und arbeiten zu können –, wandelt sich ins Gegenteil und wird zum Fluch: Er kann sein Arbeitsgerät nicht mehr abstellen. Er wird die Geister, die er gerufen, nicht mehr los. Das Medium, ohne das er seine Profession an den Nagel hängen müßte, wird zum Medium seiner Strafe.

Im Wachschlaf liegt die Erklärung dafür, daß ich in den letzten Jahren mit ganz wenig Stunden ›normalem‹ Schlaf ausgekommen bin. Es ist denkbar, daß die ständige Überbeanspruchung des Gehirns den Ausbruch meiner Gehirnkrankheit begünstigt hat.

Ich teile der Ärztin meine Beobachtung mit. Sie nimmt sie zwar zur Kenntnis, zieht aber keinerlei Konsequenzen daraus. Der Wachschlaf wird mir einfach als ›normaler‹ Schlaf angerechnet. Die somnographischen Aufzeichnungen geben keinen Hinweis darauf, daß ich bei vollem Bewußtsein geschlafen habe. Sozusagen ohne Narkose. Der Wachschläfer schläft und wacht zur selben Zeit. Er kann sich selbst beim Schlafen beobachten. Oft hält er dabei die Augen geöffnet. Wie die Delphine. Er hört und sieht alles, was um ihn herum vor sich geht. Offenbar reicht das normale Verständnis für diese Art von Schlaf nicht aus. Merkwürdig, daß sich in einem Schlaflabor niemand für dieses Phänomen interessiert.

Wochenlang warte ich auf eine Nachricht vom Schlaflabor. Der Bericht kommt schließlich nach einem halben Jahr! Wohl dem Patienten, der das noch erlebt. Der Report umfaßt zweitausend Seiten, größtenteils polysomnographische Aufzeichnungen, an denen man ablesen kann, wann ich nachts gehustet, wann ich mich im Bett hin- und hergewälzt und wann ich, pardon, Luft abgelassen habe. Die Diagnose verschlägt mir die Sprache: »Nicht-organische Insomnie«. Ich reibe mir die Augen. Dafür der ganze Aufwand, tagelange Untersuchungen, schlaflose Nächte, sechstausend Mark Unkosten! Um festzustellen, daß ich unter Schlaflosigkeit leide! Das einzig Neue: Ich weiß jetzt, daß ich nicht vom eigenen Schnarchen aufwache und keine Zappelbeine habe. Auch die therapeutische Empfehlung ist wenig originell: ein Beruhigungsmittel. Auf die Idee wäre ich auch selber gekommen.

Ein kurioses Nachspiel hatte der Aufenthalt im Schlaflabor. Ein paar Wochen später fragt mich mein Hausarzt, ob ich das empfohlene Medikament nehme und ob mein Schlaf sich verbessert hat. Als ich entgegne, daß ich Vorbehalte gegen Psychopharmaka habe, wird er ungehalten und macht mir Vorhaltungen: Wenn ich dem Rat der besten Fachleute nicht Folge leiste, dann sei mir nicht mehr zu helfen. Im übrigen sei er meiner ständigen Fragerei überdrüssig. Er lasse sich nicht als »Informationsbörse« benutzen. Das Faß war voll. Es war an der Zeit, den Arzt zu wechseln.

2.

Über die Frage, ob Parkinson zu Schlafstörungen führt, streiten sich die Gelehrten. Der Parkinsonist wacht nachts häufig auf, weil seine Muskeln steif geworden sind. Otto-Normal-Verbraucher dreht sich ›automatisch‹ um und schläft weiter. Parkinson-Kranke wachen auf und müssen ihrem Körper ausdrücklich befehlen: »Umdrehen!« Mein Verdacht: Bei mir haben die Schlafstörungen zu Parkinson geführt, zumindest seinen Ausbruch begünstigt. Denn meine Schlafprobleme datieren wesentlich länger zurück als der ideopathische Parkinson. Die Erkrankung hat dann die Schlafstörungen noch verschärft. Die Katze beißt sich in den Schwanz.

Das Gefühl, mich einmal richtig ausgeschlafen zu haben, ist mir fremd. Ich bin von Natur aus Frühaufwacher. Dazu gesellten sich später Einschlafprobleme und schließlich noch Durchschlafprobleme. *It's a battle you cannot win.* Es ist wie mit einer Kerze, die an beiden Enden gleichzeitig brennt.

Ich fürchte, ich habe – einmal abgesehen von einer nervlichen Prädisposition (»schwache Nerven«) – selbst mein Scherflein zu meiner Schlafmalaise beigetragen. Jahrzehntelange Exzesse haben ihre Spuren auf meinem Nervenkostüm hinterlassen. Hinzu kommt die Belastung durch Elektrosmog. Ich gehörte lange Zeit zur Spezies der Nachtmenschen. Die Abendstunden sind viel zu interessant, als daß ich sie kampflos dem Schlaf überlassen hätte. Mir ist der natürliche Instinkt, rechtzeitig ins Bett zu gehen, abhandengekommen. Vielmehr, ich setze mich einfach über ihn hinweg. Zwar höre ich die innere Stimme, die mich auffordert: »Mach, daß du ins Bett kommst. Du brauchst deinen Schlaf!« Aber ich folge ihr nicht. Schon als Schüler und Student zog es mich abends in irgendwelche verqualmte Kneipen. Mein Stammlokal trug den Namen *Bumerang*. Er hätte mir Warnung sein sollen. Der jahrelange Raubbau an meinem Körper bumerangte später in geballter Form auf mich zurück.

Ich werde den Verdacht nicht los, daß Parkinson mich schon in diesen frühen Jahren beschattete. Im *Jazzhaus*, das ich regelmäßig frequentierte, gab es einen Ober, der mir gut in Erinnerung geblieben ist. Er hieß Frank und trug stets ein schmuddeliges weißes Hemd und eine schwarze Hose. Sein glatt zurückgekämmtes schwarzes Haar war stark pomadisiert, und unter den Stammgästen erzählte man sich, daß er die begehrten Schmalzbrote fabrizierte, indem er sich mit einem Kamm durchs Haar fuhr und damit die Brote bestrich... Das mit Biergläsern voll beladene Tablett mit einer Hand über seinem Kopf balancierend, bahnte er sich seinen Weg mit einem lautstarken »V-v-v-v-v-v-v-v-vorsicht« durch die biertrinkende Menge. Damals war ich überzeugt, daß dieser schmierige Typ von mir, dem minderjährigen

Schüler, nicht die geringste Notiz nahm. Erst heute kommt mir der Gedanke, daß dieser Kerl mit Parkinson unter einer Decke gesteckt haben muß. Und – wer weiß – vielleicht setzte er das Spiel andernorts in anderer Person fort. *Perhaps* als der ältere Kellner im *602-Club* in Madison, der Bierkneipe auf der Ecke *University Avenue* und *North Dayton Street*, in der ich in den siebziger Jahren Gott weiß wieviele Nächte zubrachte. »*O, looky looky*«, wird sich Sam alias Parkinson gesagt haben, »*this guy again, with the Germanic sounding name. He's a good candidate. Still hasn't learned his lesson. Drinking a lot and always the last one. Had to throw him out quite a few times shortly before sunrise.*« Und einmal, als die Tränengas schießende *National Guard* uns während der Studentenproteste *North Dayton* hinunterjagte und ich Zuflucht im *602* suchte, da versperrte Sam mir den Weg. So eine Gemeinheit ist typisch für Parkinson.

Parkinson ist ein alter Komödiant. Er hat einen Hang zum Theatralischen und liebt es, sich zu verkleiden und in die unterschiedlichsten Rollen zu schlüpfen. Diese Eigenart von ihm stiftet gelegentlich Verwirrung. Meine Spurensuche in der Vergangenheit bleibt deshalb reine Mutmaßung, wiewohl Parkinson mich selbst auf die eine oder andere Spur angesetzt hat.

Wie das weltweite Heer der Schlaflosen, so habe auch ich über die Jahre zahlreiche Kräuter, Pulver und Tropfen ausprobiert, um besser schlafen zu können. Trank Kräutertees aller Art, schluckte Baldriantropfen, experimentierte mit Melatonin, zog Erkundigungen über Lichttherapie ein, suchte Entspannung durch autogenes Training, gab viel Geld aus für diverse Bettsysteme und Matratzen, wanderte mit meinem Bett durch das gesamte Haus, ging viel spazieren und stellte meine Ernährung um. Die Mittel halfen alle ein wenig, allein es fehlte ihnen an Durchschlagskraft. Indes sank mein Schlaf auf durchschnittlich drei bis vier Stunden pro Nacht, und mein Gesundheitszustand wurde immer bedrohlicher. Leben, das wurde für mich zur reinen Überlebensfrage. Ich notierte in mein Tagebuch: Sollte das Leben in der zweiten Hälfte nur noch Beweis seiner selbst sein?

Die Begegnung mit der chinesischen Heilkunst Qi Gong hat mein Leben entscheidend beeinflußt. 1992 hatte ich mich einer vierwöchigen Akupunkturbehandlung unterzogen. Bei der Verabschiedung aus der Klinik gab mir der chinesische Arzt einen Rat mit auf den Weg. Ich solle Qi Gong lernen, sagte er kurz und bündig und drückte mir ein paar Bilder in die Hand, auf denen Menschen zu sehen waren, die Qi Gong üben. Es dauerte mehrere Monate, bis ich herausfand, was unter diesem geheimnisvollen Namen zu verstehen sei. Ähnlich wie Yoga, Tai Chi oder Feng Shui zielt Qi Gong auf die Aktivierung und Harmonisierung der körpereigenen Energien und kann Blockaden auflösen. In China wird Qi Gong als regelrechte Heilkunst betrieben. Ich eignete mir grundlegende Kenntnisse an und fing an zu üben. Qi Gong hat meine Lebensqualität in erstaunlichem Maße erhöht. Ich bin heute in der Lage, mich innerhalb von wenigen Minuten zu entspannen, Kopfschmerzen zu lindern oder Blockaden aufzulösen. Als sich Dank dieser Methode sogar meine Einschlafprobleme verflüchtigten, war ich geneigt, an ein Wunder zu glauben.

Dennoch: Meine Schlafprobleme nahmen rapide zu. Mein Schlaf wurde immer kürzer und ich verbrachte einen beträchtlichen Teil der Tage damit, mich physisch und psychisch zu regenerieren, um einigermaßen funktionsfähig zu bleiben.

Lebensbedrohliche Ausmaße nahm meine Schlafkrise im Herbst 1995 an. Auf einer kulturellen Kreuzfahrt auf der Wolga von Moskau nach St. Petersburg, an der ich mit mehreren Lesungen beteiligt war, zog ich mir eine bösartige Viruserkrankung zu, die mich ein Vierteljahr ans Bett fesselte. Virus plus Antibiotika zehrten an den wenigen, mir noch verbliebenen Abwehrkräften. Auslöser mag ein Saufgelage an Bord der *Wissarion Belinskij* mit einem homosexuellen Pärchen und einer jungen Studentin gewesen sein. Warnungen vor unreinem russischen Wodka hatte ich in den Wind geschlagen. Wieder der Verdacht, daß Parkinson hinter dieser Geschichte gesteckt haben mochte.

Am Ende des Vierteljahres schlief ich eine Woche lang überhaupt nicht mehr. S-c-h-l-i-e-f i-c-h e-i-n-e W-o-c-h-e l-a-n-g ü-b-e-r-h-a-u-p-t n-i-c-h-t m-e-h-r. Es war zum Verzweifeln. Ich war zu ständigem Wachsein verdammt. Die Zeit wollte nicht mehr stehenbleiben. Eine endlose Spirale aus Tagen und Nächten. Der Unterschied zwischen Tag und Nacht war aufgehoben. Wie würde das enden? Würde der Zustand überhaupt je ein Ende finden? Würde ich überhaupt je wieder schlafen? Es schien, nur der Tod könnte dem Einhalt gebieten. Ich ließ den Arzt kommen. Der war endlich bereit, nach Jahren wohlmeinender Beschwichtigungen, ernsthafte Maßnahmen zu ergreifen. Er überwies mich ins Schlaflabor.

3.

schlaf, Kindlein, schlaf,
dein Mutter hüt' die Schaf
dein Vater ist in Pommerland
Pommerland ist abgebrannt
schlaf, Kindlein, schlaf

Pommerland ist abgebrannt. Merkwürdig, dieses Wiegenlied. Die Eltern sind abwesend. Das Kind ist alleine. Das Feuer deutet auf Krieg oder auf eine Naturkatastrophe. Die Mutter hütet die Schafe. Sie muß den abwesenden Vater ersetzen. Das Kind ist alleine gelassen. Das Wichtigste fehlt ihm: Vater und Mutter. Besonders beim Einschlafen.

Die Traumata der Kindheit. Die uns unser Leben lang verfolgen. Und uns den Schlaf rauben. Wenn wir sie uns nicht bewußt machen und sie verarbeiten. Auch sein Vater war lange Zeit von Zuhause abwesend. Als Handelsreisender. Und als Soldat im Krieg. Auch heute noch trennt Vater und Sohn eine tiefe Kluft.

Der fiel mit vier Jahren aus fahrendem Auto. Beim Torfstechen in einen Graben und wäre um ein Haar im Sumpf versunken. Der Vater war zugegen. Der Vater hat ihn gerettet.

Die Beziehung zwischen Mutter und Vater steht unter keinem glücklichen Stern. Noch heute sieht der Sohn Kaffeetassen an der Küchenwand zerschellen.

Später kostete ihn der Entschluß, sich eine Existenz als Schriftsteller aufzubauen, enorme Energien. Jede freie Stunde mußte den beruflichen Zielen geopfert werden. Ein Existenzkampf ohne Ende, zumal seine Frau ebenfalls eine unabhängige Karriere anstrebte. Gleichzeitig zehrte der Kampf gegen den Elektrosmog an seinen Kräften. Es war ihm, als kämpfe er gegen eine Hydra: Für jeden Kopf, den er dem Ungeheuer abschlug, wuchsen neun neue nach.

Seinen Beruf als Dramaturg am Theater bezeichnete er spaßeshalber oft als Traumaturg. Treffender hätte er seine psychische Verfassung nicht benennen können.

So waren all seine Energien wie in einem Knoten unlösbar festgezurrt. Alle Versuche, ihn zu lösen, blieben erfolglos. Es schien, als könne nur ein gewaltiger, schmerzhafter Hieb diesen gordischen Knoten zerschlagen und seine Lebensenergie wieder zum Fließen bringen.

Fünfzehn
Seele auf Eis

Es dauerte ziemlich lange, bis ich merkte, daß Parkinson mir das geraubt hat, was – neben dem Denken – das Eigentliche des Menschseins ausmacht: die Gefühle.

Natürlich war mir vorher schon aufgefallen, daß mein Gefühlssinn abgestumpft war. Zunächst schrieb ich die zunehmende emotionale Leere und Kälte in mir meinen persönlichen Lebensumständen zu. Gescheiterte Ehe, Erfolglosigkeit als Autor, chronische Erkrankung. Bis mir eines Tages auffiel, daß sich parallel zu meiner äußeren Erlahmung eine innere, seelische Erstarrung vollzogen hatte, auf die ich keinen Einfluß hatte. Und irgendwann stellte ich fest, daß meine Gefühle eingefroren waren. Ungeheuerlich. Die Gefühle waren zwar noch da, aber ich konnte nicht mehr über sie verfügen. Nichts zu machen. Eiszeit. Ungeheuerlich auch deshalb, weil ich mich selbst in meiner Gefühlslosigkeit beobachten konnte.

Zuerst fiel mir auf, daß ich kaum noch lache oder weine, kein Glück mehr empfinde, keine Wut. Meine Fähigkeit für unmittelbares Erleben war verkümmert und in mir ein emotionales Vakuum entstanden. War ich zum gefühllosen Zombie geworden? Was mochten meine Zeitgenossen von mir denken, wenn sie sich über einen Witz halb totlachten und sich die Schenkel klopften, und ich sitze teilnahmslos dabei, ohne eine Miene zu verziehen? Sie mußten mich für einen emotionslosen Eisberg halten, mit dem sie lieber nichts zu tun haben wollen. Geradezu grotesk ist es, wenn ich verliebt bin und einer Frau den Hof machen möchte, aber unfähig bin, meine Liebesgefühle zu zeigen. Während der Parkinsonist die *körperliche* Starre am Ende meistens doch noch zu überwinden vermag, wenn auch mit einiger Verzögerung, ist es hingegen nicht möglich, Gefühle per Kommando abzurufen. Denn es fehlt ihnen das Wesentliche: die Spontaneität. Dennoch versuche ich es immer wieder. Dabei kommt es zu absurden Situationen: Anstatt richtig zornig oder glücklich zu sein, denke ich nur, daß ich zornig oder glücklich bin. Angenommen, ich erhalte eine Todesnachricht in der Post. Keine Reaktion. Ich sage mir: »Du mußt jetzt traurig sein.« Also bin ich traurig. Es ist aber nicht das Gefühl »traurig«, sondern der Gedanke »traurig«, der sich in mir ausbreitet. Ein Unterschied wie Tag und Nacht. Verwaltete Gefühle, farblos, tot, wie in einer Registratur aufbewahrt. Eigentlich müßte ich Parkinson dankbar sein. Der Rationalist in mir hatte sich doch immer gewünscht, die ganze Welt mit dem Verstand erfassen zu können.

Das Denken von Gefühlen ist unerträglich. Es ist ein blutloser Abklatsch wirklicher Gefühle. Gedachte Gefühle machen den Verlust des eigentlichen Fühlens um so deutlicher. Wie groß ist jedes Mal die Enttäuschung, wenn ich ein Aufwallen der Gefühle erwarte, aber – es kommt einfach nichts. Meine Gefühle sind eingefroren. Kein Wunder, daß Frauen zwar gerne mit mir befreundet sind, auf ein Liebesverhältnis aber wollen sich die wenigsten von ihnen einlassen. Liebe in Zeiten der Eiszeit.

Für Außenstehende ist das Einfrieren der Gefühle nur schwer nachvollziehbar. Ärzte und Therapeuten stehen dem Phänomen skeptisch gegenüber. Sie ziehen es vor, von Depressionen, Psychosen, Neurosen, Halluzinationen zu sprechen. Das Talggesicht hingegen ist in der Schulmedizin ein anerkanntes Symptom. An seinem ausdruckslosen, starren Maskengesicht kann man einen Parkinsonkranken bereits beim Eintreten in ein Zimmer erkennen. Das Gesicht als Fenster zu den Gefühlen. Beim Parkinsonisten ist es geschlossen. Vergeblich versucht der Außenstehende hineinzuschauen. Ich habe ein solches Talggesicht. Ich spüre die Starre, die Abwesenheit jedweder Mimik. Auch wenn andere das Gegenteil behaupten. Meine Gefühle sind eingefroren. Vielleicht tauen sie eines Tages wieder auf. Vielleicht ist das Ganze nur eine Schutzmaßnahme Parkinsons. Um die Gefühle zu schonen. Um noch größeren Schaden zu verhindern. Vielleicht halten sie einen Dornröschenschlaf, um später wieder zu neuem Leben erweckt zu werden.

In der Tierwelt gibt es ein ähnliches Phänomen: Verwundete Tiere stellen sich scheintot und verharren, zu ihrem eigenen Schutz, in derselben Position, bis sie wieder in der Lage sind, sich in der feindlichen Welt zu behaupten.

An seinen letzten Gefühlsausbruch kann er sich genau erinnern. Sie saßen sich am Küchentisch gegenüber. Er machte seiner Frau zum x-ten Male Vorwürfe, weil sie es wieder einmal nicht geschafft hatte, einen Finanzplan für ihre Praxis aufzustellen. Sie waren beide selbständig, und ihre finanzielle Situation war permanent angespannt, so daß sie es sich nicht leisten konnten, planlos ins Blaue hinein zu wirtschaften. Er war frustriert. Unter solchen Umständen konnte und wollte er nicht mehr weiterwirtschaften. Dazu fehlte ihm die Kraft. Er war am Ende. Er kam ins Schluchzen und fing an, heftig zu weinen. Es war eine der ganz seltenen Gelegenheiten, daß er im Beisein seiner Frau weinte. Die war sichtlich gerührt. Aber das änderte nichts an dem Zerwürfnis in ihrer Ehe. In diesem Jahr gingen sie auseinander. Von diesem Tag an stumpfte er mehr und mehr ab. Er war dabei, seine Fähigkeit, Gefühle zu zeigen, zu verlieren. Sein Gesicht war wie eine Totenmaske. Er merkte, wie sein Inneres immer kälter wurde. Er war unfähig, über das Scheitern seiner 15jährigen Ehe zu trauern. Sein Gefühlsleben war abgestorben. Seine Seele lag auf Eis.

»*Die Seele hat ihren Sitz im linken Knie.*« Mit dieser spöttischen Bemerkung pflegte er früher jedem Gespräch über die menschliche Seele seine Ernsthaftigkeit zu rauben. Er glaubte im Grunde genommen nicht an die Existenz einer Seele. Nur selten sprach er über die eigenen Gefühle. In seinem Elternhaus war dies nicht üblich, und in Männerkreisen ist es heute noch verpönt, seine subjektiven Empfindungen preiszugeben. Auch in seinen Vorlesungen über Literatur hatte er kein Sterbenswörtchen über die Gefühle der literarischen Figuren verloren. Worte wie Liebe, Haß, Trauer, Hoffnung, Sehnsucht kamen ihm nicht über die Lippen. An literarischen Werken interessierten ihn und seine linksorientierten Kollegen nur die soziologischen, politischen und historischen Zusammenhänge von Werk und Autor.

Und so kann er sich heute des Eindrucks nicht ganz erwehren, als sei die Verkümmerung seines Gefühlslebens die Quittung für seine permanenten rationalistischen Lästerungen und Anmaßungen.

Seiner emotionalen Erstarrung war bereits in den achtziger Jahren ein tiefgreifender Wandel seines geistigen Lebens vorausgegangen. Das gesellschaftliche Leben in Deutschland war während der Ära Kohl zum Stillstand gekommen. Eine Partizipation der Bevölkerung am politischen Prozeß war nicht mehr möglich. Die Zeit der Basisbewegungen in Deutschland, aber auch weltweit, war zu Ende gegangen. Und damit auch die Vision von Kollektivität und Solidarität. Der Einzelne war wieder auf sich selbst zurückgeworfen. Es war eine bleierne Zeit. Er pflegte die Erstarrung sowohl des öffentlichen als auch seines eigenen Lebens mit der Metapher ›Wundstarrkrampf‹ zu bezeichnen.

Das Ende des linken Projekts hat er am Theater erlebt. Auch hier war der Versuch eines kollektiven Miteinanders gescheitert. Die Welt war wieder zum Schauplatz des darwinistischen Überlebenskampfes geworden, in dem jeder gegen jeden kämpft. Seine Enttäuschung über den Verlust der gerade erst mühsam erkämpften Positionen war maßlos. In diese Zeit fällt sein Traum von einem Schiff, das von einer Expedition zurückkehrt, mit einer Schar erstarrter Männer an Bord. Menschen, die heimkehren möchten, aber nicht können. Ihr Schiff steht still. Es kommt nicht voran. Aus diesem Traum entstand – lange vor seiner Parkinson-Diagnose – der Text *Ein Schiff steht still im Triebe*, dem er die Form eines Hörbilds gab. Sie sollte signalisieren, daß es sich um einen statischen Text ohne jegliche Handlung handelt. Das Hörbild war die künstlerische Vorwegnahme seiner eigenen körperlichen und geistig-seelischen Erstarrung.

I.

Ein Schiff läuft in den Hafen ein. Ein Ozeanriese mit drei Schloten. Ein unförmiger, plumper Pott, dennoch majestätisch, wie es sie in der ersten Jahrhunderthälfte gab. Ehemals ein Luxusdampfer, das Äußere jetzt seltsam zerschunden. Ein heruntergekommener grauschwarzer Klotz, der auf dem Wasser treibt. Völlig verwahrlost. Seit Jahren hat der Kasten keinen Pinselstrich mehr gesehen. Möglich, daß ein Feuer auf dem Schiff gewütet hat, ein Kessel explodiert ist. Oder es kehrt gerade von einer jahrelangen Odyssee auf den Weltmeeren in die Heimat zurück, schwer mitgenommen von Stürmen und Orkanen. Opfer des erbarmungslos gefräßigen Rosts. Gespenstischer Eindruck. Ein Fluch scheint auf ihm zu lasten. Jedenfalls muß irgendeine furchtbare Katastrophe über das Schiff hereingebrochen sein.

> Es kommt ein Schiff geladen
> bis an sein höchsten Bord
> trägt Gottes Sohn voll Gnaden
> des Vaters ewges Wort

II.

Nein, es kommt kein Schiff geladen. Vielmehr: das Schiff geht still im Triebe. Nein, auch das nicht. Das Schiff steht still im Triebe. Es steht still und scheint dennoch Fahrt zu machen! Ja, aus solchem Zeug sind Träume gemacht. Es wird schwer sein, meinen Traum nachzuvollziehen. Träume sind nur für Träumende da. Wie schwierig es ist, ein Bild, ein Gemälde in Worte zu fassen, um wieviel mehr noch ein Traumbild. Es hat eine vierte Dimension. Es vermag Dinge, die ein reales Bild nicht vermag. Dieses Traumbild hat sich in mein Gedächtnis, oder ist es mein Unterbewußtsein, eingeätzt und ich bekomme es da beim besten Willen nicht wieder hinaus. Ab und zu taucht es auf, meist völlig unerwartet. Es begleitet mich schon seit mehr als zwei Jahren. Ich wünsche mir, daß das Schiff in seinen Hafen einliefe, dort festmachte und seine Passagiere an Land entließe. Ich vermute, ich bin einer von ihnen, wenn ich das Schiff auch aus der Entfernung beobachte. Auch das ist im Traum möglich. Aber das Schiff kann aus irgendeinem Grunde nicht in den Hafen, dem es doch so nahe ist, einlaufen. Es steht still im Triebe. Es steht still und macht dennoch Fahrt. Es liegt fest, als hätte es Anker geworfen, und zerrt nun an den hindernden Ketten. Es ist, als warte es auf seine Landungsgenehmigung, als werde es magisch von unsichtbarer Hand festgehalten. Dennoch bäumt sich das Wasser am Bug zu einer kleinen Welle auf. Ich sehe es ganz deutlich. Aber der Dampfer verharrt genauso starr an ein und derselben Stelle wie das Bild in meinem Kopf. Es kommt mir vor, als sei das Traumbild Teil eines Films, der stehengeblieben ist. Ein eingefrorenes Bild. Das Bild weigert sich, weiterzulaufen. Das Bild ist der Film. Wie die Fotografie eines Expeditionsschiffes, das im Eismeer eingefroren ist. Der Betrachter ahnt, wo es hergekommen ist und wo es hin will, aber nicht kann.

III.

Auf dem Bild lastet eine düstere Stimmung. Die Farbe der nur leicht gekräuselten Wasserfläche, ein stählernes Blaugrau. Der Himmel eine gräuliche Masse. Das Schiff hebt sich von dieser tristen Einöde durch noch dunklere Töne ab, fleckiges Grauschwarz. Nieselregen überzieht Himmel, Wasser und Dampfer gleichermaßen mit einem gleichmachenden Schleier. Von der Hafenanlage, auf die das Schiff zuhält und doch nicht zuhält oder zuhalten will und nicht kann, sind nur schemenhafte Konturen erkennbar. Der Dampfer steht still, obgleich dünne schwarze Rauchfäden aus den Schornsteinen aufsteigen. Das alles aber nur auf den ersten Blick. Je länger das Bild verharrt, desto deutlicher treten Einzelheiten hervor. Vielmehr: Ich sehe sie nicht, aber ich weiß, sie sind da. Der Träumende lernt zwischen diversen Arten dunkler Töne zu unterscheiden: Die riesige Bordwand des Schiffes schwarz, hier rauchgeschwärzt, rußig, sonst ein mattes ausgeblichenes Schwarzgrau, die Farbschichten teils abgeplatzt, undefinierbare Farbflecken vergangener Zeiten lugen hervor, über die der braunrote Rost hergefallen ist. Der Regen bringt einen Schimmer in diese traurige Farbkomposition, aber der Gesamteindruck bleibt dennoch unverändert düster: graugrau. Auch wenn das Wasser hie und da silbrig weiß glänzen will.

IV.

Das Deck ist mit zahlreichen Personen übersät. Zunächst sind auch sie nur schwarzgraue Kleckse, dann aber, nach einem Zoom, werden ihre Profile, ihre Gesichtszüge deutlich. Einige stehen in kleinen Gruppen herum, die große Mehrheit aber vereinzelt. Ausnahmslos sind ihre Blicke über den Bug hinweg auf das Ziel, den Hafen, gerichtet. Sämtliche Figuren, zwei- bis vierhundert, oder mehr, verharren in untätiger Spannung. Es gibt nichts zu tun. Ihre Haltung gebeugt, als trügen sie eine schwere Last auf den Schultern. Ihr

Äußeres weist wenig Differenzierung auf. Schwarze Jacken und Mäntel, dunkle Hosen, schwarze Schuhe. Nicht zu erkennen, wer zur Schiffsmannschaft gehört, wer Passagier. Gleichförmig wie Soldaten. Männer größtenteils zwischen vierzig und sechzig. Ihre Mienen verraten, sie kehren von langer strapaziöser Fahrt zurück. Eine Expedition, die erfolglos geblieben. Ihnen allen steht Enttäuschung auf die ausgemergelten Gesichter geschrieben, unendliche Enttäuschung. Was immer passiert sein mag, sie haben die Katastrophe überlebt, aber das Schicksal hat alles Lebendige aus ihnen herausgeschlagen. Tot bei lebendigem Leibe. Kein einziger freut sich über die Heimkehr. Kein einziger sucht die Kaimauern nach Angehörigen ab. Niemand wartet auf sie. Völlige Leere, von zwei, drei Hafenarbeitern abgesehen. Keine Frauen mit Kindern auf dem Arm, Blumensträuße haltend. Kein Empfangskomitee, keine Blaskapelle. Nur die vagen Umrisse zweier sonnenbebrillter Männer in unauffälligen Regenmänteln mit hochgeschlagenen Kragen. Die Männer an Bord starren auf den menschenleeren Hafen wie auf ihre eigene ungewisse trostlose Zukunft. Wie starre Stangen aus Enttäuschung, Verbitterung, Trauer halten ihre Blicke das Schiff von den Kaimauern fern. Sie fürchten die Heimkehr. Niemand erwartet sie, niemand will sie, ihr Bett ist schon lange belegt. Zu Tränen sind sie nicht mehr fähig. Sie würden auf diesem graugrauen Bild unkenntlich bleiben. Das Beste wäre, das Schiff würde umkehren. Doch wohin. Und was würde das ändern.

> Das Schiff geht still im Triebe
> das Schiff steht still im Triebe
> es trägt eine teure Last
> es trägt eine schwere Last ...

V.

Du hörst geduldig zu, Freund, und sagst, was soll mir das düstere Bild, ich kenne das Schiff nicht, weiß nicht, woher es kommt, noch kenne ich seine Bestimmung. Ein Bild aus einem stehengebliebenen Film. Ich gestehe, es sagt mir nichts, will auch nichts damit zu schaffen haben. Was mich nicht davon abhält, Anteil zu nehmen.

> das Segel ist die Liebe
> der Heilig Geist der Mast

Ein Wort, und schon kommt Leben, kommt Farbe ins Bild. Liebe. Liebe bläht Segel auf, da kommt Bewegung, kommt Hoffnung auf. Hat man den Männern denn nicht eh und je zugerufen: Was euch fehlt, ist die Liebe, ihr gottloses Pack! Ihr atheistisches, materialistisches Lumpengesindel!

Der alte Vorwurf... Religionsersatz... Nein, unser Segel ist zerfetzt, unsere Liebe zerschunden. Und der Mast? In den ist der Blitz geschlagen, auch in unseren Geist. Er ist am Kliff der real existierenden Tatsachen gestrandet.

VI.

Ein Schiff kehrt heim, und kommt doch nie an. Ein Schiff kehrt heim, in die Fremde. Und doch: Ewig werden die Stangenblicke der Männer und wenigen Frauen an Bord das Schiff nicht von der Heimkehr abhalten können. Sie werden von Bord gehen müssen, ob sie wollen oder nicht. Und sie werden auseinandergehen, einzeln. Einige werden, unbeirrt, dieselbe lange lange Straße weitergehen, als sei nichts geschehen. Als sei nichts geschehen! Andere werden sich eine Geliebte suchen und an ihrer Brust zu vergessen suchen, aber des nachts wird sie der graue Traum einholen. Wiederum andere werden leugnen, woher sie kommen, und werden ihre Farbe ändern wie ein Chamäleon. Sie werden es sich bequem machen und sagen: Ich habe große Entbehrungen erlitten, Wiedergutmachung tut not. Und einige werden das Wort führen, nicht das ewige, sich in Talkshows hervortun und sagen, sie hätten es schon immer besser gewußt. Und ab und zu werden zwei sich wieder begegnen und über die alte Zeit reden. Glücklich aber werden die Zusammenkünfte nicht sein, denn eine Ahnung haben sie alle, daß irgendwann irgendwo etwas schiefgelaufen ist und daß ganz unschuldig keiner von ihnen daran gewesen ist. Die meisten werden jedoch keine Worte finden für das, was war und was jetzt ist. So weit kommt der Traum aber gar nicht. Die Zeit ist stehengeblieben, das Bild eingefroren, die Blicke starr. Das Schiff steht still im Triebe.

Sechzehn
Der Tag X

»bleib gesund und munter!« seltsamer geburtstagswunsch für einen chronisch kranken. ich und gesund. um mich herum kaum einer gesund. was wäre gesundheit ohne krankheit, krankheit ohne gesundheit? gesundheit der gutartige verlauf von krankheit, und krankheit der maligne verlauf von gesundheit? krankheit als mittel des körpers zur selbstheilung?

»herzliche glückwünsche!« »alles liebe und gute!« »viel erfolg!« »gute besserung!« »mach's gut!« »mach's besser!« »bleib so, wie du bist!« »hals- und beinbruch!« frommes wunschdenken. leere worthülsen. gedankenlos heruntergeleiert. einst waren das beschwörungsformeln. zaubersprüche.

per aspera ad astra. stand auf unseren eheringen. durch dick und dünn. im dickicht steckengeblieben. der weg das ziel? in letzter zeit mehrmals an den ringfinger gegriffen. nicht mehr da. akzeptieren, daß es so ist. auf die hochzeit folgen die mühen der ebene. da mußt du durch. warum halte ich mein leben immer für eine ausnahme? es ist nichts schiefgelaufen. alles läuft nach plan. ihn zu erkennen, unsere aufgabe. ihn anerkennen. vergiß das »was wäre gewesen, wenn ...«

wie beim schach. erst verschwindet das fußvolk. die bauern. einer nach dem andern. merkst du gar nicht. plötzlich ist deine dame weg. nur noch ein paar verläßliche vasallen. und dann stehst du auf einmal im schach. erste warnung. hättest du besser aufgepaßt. wehret den anfängen. jetzt ist es einsam um dich geworden. dem einen gelingt es noch einmal, die schlinge um den hals zu lockern. dem andern nicht. vielleicht schaffst du ein patt. sonst kommt das schachmatt.

together we are strong. unser zweites motto. waren nicht stark genug. oder zogen nicht am gleichen strang. basta.

und deine gebote, parkinson? was sind die wert? *carpe diem! du hast keine chance, nutze sie! erkenne deine grenzen! know thyself! die zeit – dein freund und helfer. klug mit der zeit umgehen. schlaf – der große heiler...* da steckt mehr dahinter. eigentlich gelten die für alle, nicht nur für kranke. wie die zehn gebote. warum halten sich kranke immer für etwas besonderes? vor dem gesetz sind alle gleich. vor kafkas gesetz allemal. und beim jüngsten gericht sowieso.

jetzt hat es meinen freund D. erwischt. schlaganfall. halbseitig gelähmt. sprachzentrum betroffen. kann sich nicht mehr verständigen. in die kindheit zurückbombardiert. mein alter. vierundfünfzig. es trifft jetzt immer jüngere. früher waren das alterskrankheiten. wer hat es besser? er oder ich? sinnlos, schicksale miteinander zu vergleichen. hoffentlich akzeptiert er den schicksalsschlag und verschleißt seine kräfte nicht in sinnlosem widerstand. hoffentlich findet er seinen weg.

der tag x. der tag, an dem alles anders wurde. gab es den überhaupt? idealistische sicht der welt. sehnsucht nach ordnung. sehnsucht nach sinn. sinn des lebens. sinn der schöpfung. sehnsucht nach gott. sehnsucht nach glück und harmonie. fromme wünsche. auf der anderen seite dieses abgefuckte »es ist so, wie es ist«. »da mußt du durch«. am besten, man kümmert sich einen scheißdreck um diesen metaphysischen kram und läßt den lieben gott einen guten mann sein.

schriftsteller leben aber nun einmal vom sprücheklopfen. also, weiter im text! die huren huren, die nachtigallen trällern. die schreiberlinge schreiben.

wann war denn dieser tag x? siehst du, nicht einmal das weißt du. weil du kein tagebuch mehr führst. im zuge der gewöhnung an parkinson damit aufgehört. eigentlich logisch. wenn der druck im hirn nichts besonderes mehr darstellt, lohnt es sich nicht mehr, ihn zu beschreiben. höchstens als stilistisches element: »o, dieses drücken«. die erinnerung an den tag x ist noch wach. eigentlich kein zeitpunkt, vielmehr ein zeitstrich. das neue drang langsam ins bewußtsein vor. zunächst unscheinbar, unspektakulär, dann war es da. wie selbstverständlich. habe mir abgewöhnt, jede kleine veränderung als die große wende, zum guten oder zum schlechten hin, zu deklarieren. schlage nur noch selten alarm. dieses mal schlug ich alarm. mit einem bein im sarg darf man das. wann denn sonst! hatte mich wieder einmal überarbeitet. resultat: herzschmerzen. routinetermin beim physiotherapeuten. der beginnt behandlung, ohne nach meinem befinden zu fragen. preßt das letzte quäntchen luft aus meiner brust. atme tief ein und aus, wie aus notwehr. keine chance, einspruch zu erheben. ihn zu warnen. er arbeitet mit der ganzen wucht seines körpers. in der brust stecken meine probleme. wie oft hat er darauf hingewiesen! dieses mal ist mir hören und sehen vergangen. schleppe mich mit letzter kraft nach hause. jede bewegung schmerzt. Kann weder sitzen, stehen, noch liegen. befürchte das schlimmste. zwei wochen außer gefecht. kaum geschlafen. total zermürbt. angst vor zusätzlicher erkrankung. parkinsonkranke sterben oft an zweiterkrankung. bereite mich auf den fall der fälle vor. idiotisch: lege letzte hand an eine technische übersetzung. schaffe es, sie fertigzustellen und fortzuschicken. abends kein arzt mehr zu erreichen. probiere durch die nacht zu kommen. todesgedanken. sehr undramatisch. habe mittlerweile übung darin. tod verliert an schrecken. am nächsten mittag kommt arzt: blutdruck normal. kardiologe: herz in ordnung. telefoniere mit therapeuten: hat den akupunkturpunkt des herzens aktiviert. äußerst schmerzhaft, weil dort nur haut und knochen. schmerztherapie. das herz, der schlüssel zu den emotionen. hier liegt der hase im pfeffer. vor ein paar tagen karten legen lassen: auch hier das herz im mittelpunkt. bei der physioenergetischen analyse ebenfalls. alles zielt auf denselben punkt. kurze zeit später bronchitis mit endlosen hustenanfällen. extreme atemnot. angst zu ersticken. kaum geschlafen. energie auf nullpunkt. kaum noch funktionsfähig, vegetiere nur noch dahin. auch diese krise deutet therapeut positiv, das Zeug müsse raus.

gehe aus der krise hervor wie phönix aus der asche. zu meiner eigenen überraschung. brustkorb freier. mehr raum zum atmen. hand in hand damit geistig-seelische erneuerung. haben sich die ›alten geschichten‹ verflüchtigt? bezweifle das. aber sie belasten mich nicht mehr. fühle mich erleichtert, freier, *on top of things*. reagiere nicht mehr, sondern agiere. und womit hat sich das neue vakuum gefüllt? mit einem leichteren lebensgefühl. gehe wieder auf die menschen zu, bedingungslos, ohne den ganzen psychischen ballast. bereits einige freundschaften aufgefrischt. trete nicht mehr mit zu hohen erwartungen an die menschen heran. suche nicht mehr krampfhaft nach der großen liebe. natürlich sehne ich mich nach wie vor danach. aber lasse die dinge auf mich zukommen und jage ihnen nicht verzweifelt hinterher.

merkwürdig: von allen bildern in meiner wohnung geht eine düstere, bedrohliche stimmung aus. bin umgeben von einem panoptikum aus finster dreinschauenden gestalten: portraits von Henry Fielding, Alexej Jawlensky und von Masaniello. die Kokotte von Jawlensky. der Pallone-Spieler aus dem Salzburger Zwergelgarten im Schloß Mirabell. und, *last but not least*, Tom Daum, Zwerg der Gebrüder Grimm.

eine ausgeburt von wut und zorn, dieser in stein gehauene Pallone-Spieler mit der kanonenkugel in der hand. symbolisiert meinen aufschrei gegen die welt: gegen lieblosigkeit und ungerechtigkeit, gegen krankheit und erfolglosigkeit, gegen den vater. mein bester kumpel, dieser zornige pimpf. gallionsfigur meines literarischen schaffens. pflegte mich hinter der verzerrten drohgebärde dieser steinernen figur zu verstecken: wir würden es der welt schon zeigen, was eine harke ist.

eine ähnliche rolle hat lange zeit der held aus Henry Fieldings farce *Die Tragödie der Tragödien oder Leben und Tod von Tom Däumling dem Großen* für mich gespielt. Klaus Schlosser hat diesen an und für sich harmlosen wicht in seinen illustrationen als aggressiven, mit rakete, schwert und pfeilen bewaffneten krieger dargestellt. auch er gehört meiner kleinen schar von freischärlern an, von denen in wahrheit nicht die geringste bedrohung ausgeht. denn der aufmarsch dieser kleinen armee war und ist ironisch gemeint. wenn sie zum kampf antreten, dann allenfalls aus notwehr oder zur verteidigung der kleinen und schwachen. mit normalen menschlichen maßstäben sind sie nicht zu messen. sie besitzen die (narren-) freiheit, die ihr autor sich immer selber wünschte.

ein kindlicher wunsch. abschied von der kindheit, das bedeutet auch abschied von den zwergen.

der farbenreichtum Jawlenskys symbolisiert für mich den ausbruch aus der düsteren welt, in der ich lange Zeit gefangen war. aber die bunten farben können nicht über den ernst, das existentiell-erschrockene, und im fall des selbstportraits von 1912, das autoritäre der figuren hinwegtäuschen.

die bunten bilder Jawlenskys waren ein erster schritt. mit dem tag x war die zeit gekommen, neue, heitere gestalten in mein leben zu holen. und wenn schon nicht im wirklichen leben, dann zumindest in der kunst. nun bin ich kein bilderstürmer. aber der entschluß steht fest: die alten ikonen werden durch neue ersetzt. vielleicht gehört es zum heilungsprozeß dazu, daß ich selbst hand an den pinsel lege?

Siebzehn
Ein idealer Tag

Abschied von der Kindheit. Abschied von den Zwergen. Allmählich hatte ich überhaupt keine Verbündeten mehr. Eine Handvoll guter Freunde. Die Tochter. Ich werde mir neue Freunde suchen. Was aber wird aus Parkinson werden? Und aus dem anderen Kerl, den alle »Er« nennen? Es sind alte Freunde, denen ich viel zu verdanken habe. Wir sind auch weiterhin aufeinander angewiesen. Allerdings steht unsere Freundschaft von nun an unter neuen Vorzeichen. Davon will »Er« nichts wissen. Veränderungen sind ihm lästig. Ich nahm mir vor, bei nächster Gelegenheit mit beiden darüber zu sprechen. An einem Samstagabend war es soweit. Wir saßen bei einem Glas *Auerbacher Rot* in Parkinsons Stammkneipe, wo man die exzentrischsten Typen antreffen kann. Parkinson zündete sich gerade eine Partagas an, da sprach »Er« von sich aus das heikle Thema an. Er wollte wissen, warum ich neuerdings dauernd etwas an ihm auszusetzen habe.

Er:　　　Was willst du eigentlich immer von mir?

Ich:　　　Ich will ein neues Leben beginnen.

Er:　　　Was hindert dich daran?

Ich:　　　Du und dein ewiger Schlendrian.

Er:　　　Schuld sind immer die andern. Wie soll denn dein neues Leben aussehen?

Ich: Schwer zu sagen. Die Bedingungen ändern sich laufend. Was mir heute nützt, kann morgen schädlich sein.

Er: Schwafel nicht so rum. Sag einfach, was Sache ist.

Ich: Die beste Medizin für mich ist der Schlaf. Gut geschlafen ist halb gewonnen.

Er: Meinetwegen kannst du dein ganzes Leben verpennen.

Ich: Wann kapierst du endlich, daß wir in einem Boot sitzen?

Er: Mit dir als Steuermann. Das hättest du gerne.

Parkinson: Du hast deine Chance gehabt. Mit dir am Ruder wär'n wir um ein Haar gekentert. Also, wie war das mit dem Schlaf?

Ich: Der da findet nie vor Mitternacht ins Bett. *Early to bed and early to rise, makes a man healthy and wealthy, and wise.*

Er: Du und deine dummen Sprüche.

Ich: Wenn du tagsüber nicht so bummeln würdest...

Parkinson: Könnt ihr vielleicht mal aufhören, euch zu streiten!

Ich: Halt du dich da raus! Du bist doch derjenige, der mich nachts immer aufweckt.

Parkinson: Was willst du eigentlich? Seit du dieses Beruhigungsmittel nimmst, schläfst du doch prima.

Ich: Du alter Zyniker.

Er: Was steht sonst noch auf dem Programm?

Ich: Bewegung. Viel Bewegung. Schwimmen. Wandern. Reisen. Vor kurzem habe ich wieder angefangen zu joggen. Es geht besser denn je. Für mich ein wahres Wunder.

Parkinson: Was heißt hier Wunder? Mit einer Portion Disziplin, Energie und Ausdauer schafft das doch jeder. *Where there is a will, there is a way.*

Er: Ich hasse Joggen.

Ich: Und dann ist da die sagenhafte Maschine aus Japan. Die Chi Machine. Damit tanke ich innerhalb kürzester Zeit enorm viel Energie auf. Wenn ich dann noch meine Superenergieweste mit den Magneten drin anhabe, könnte ich Bäume ausreißen.

Er: Du bist dir aber auch für nichts zu blöd.

Ich: Wenn's hilft. Neulich mußte ich glatt die Straße runterrennen. Soviel Energie hatte ich.

Er: Glaubst du eigentlich an den ganzen Firlefanz, den du da erzählst?

Ich: Probieren geht über Studieren. Was mir gut tut, behalt' ich bei.

Parkinson: Laß ihn nur...

Er: So verplempert der den ganzen Tag. Gymnastik. *Home trainer*, Psychotherapie...

Ich: Physiotherapie, du Depp.

Er: Meinetwegen. Biorassanz, Qi Gong, Geistheiler und weiß der Teufel, was noch alles.

Ich: Na und? Ich muß halt den Tag gut nutzen. Das Wichtigste ist, morgens früh aus den Federn zu kommen. Mir bleibt nichts anderes übrig. Muß mir ja meine Brötchen selber verdienen.

Er: Apropos Brötchen. Hier kommt das Essen.

Fräulein: Schweinshaxe mit Semmelknödel und Sauerkraut?

Parkinson: Das ist für mich.

Fräulein: Eine Schlachtplatte?

Er: Hier.

Fräulein: Dann hab' ich noch... einen Obstsalat mit Nüssen.

Er und Parkinson: Pfui Teufel!

Ich:	Ihr Scheißkerle. Ihr wißt ganz genau, daß mir vegetarische Kost am besten bekommt.
Parkinson:	Und keinen Kaffee. Keinen Alkohol. Keine Zigaretten.
Er:	Wein, Weib und Gesang ade. Das ist mir zu asketisch.
Ich:	Von wegen. Musik und Liebe haben große Heilkraft.
Parkinson:	Na, wenigstens etwas.
Er:	Weiter!
Ich:	Keinen Streß. Und Schluß mit dem Rumsumpfen.
Er:	Dann können wir doch gleich ins Kloster gehen.
Ich:	Es gibt Schlimmeres.
Er:	Und was ist mit dem schwachen Geschlecht? Man könnte meinen, du seist impotent.
Parkinson:	Hab' ihm mindestens ein Dutzend Weiber angeboten. Aber der Herr scheint wählerisch.
Ich:	Nicht jeder is' so geil wie ihr beide. Im Übrigen: Warten wir mal ab. Ich komme alleine ganz gut zurecht. Genieße meine neuen Freiheiten.

Parkinson: Stimmt.

Ich: Manche Tage sind phantastisch, wenn – ja, wenn ich klug und kreativ mit meinen Ressourcen umgehe. Und wenn die Umstände stimmen. Gestern zum Beispiel: ein Sommertag, wie er im Bilderbuch steht. Tagsüber geschrieben. Danach ein, zwei Stunden im Garten gearbeitet. Abends Krankengymnastik mit Body Electronics und craniosacraler Therapie. Zum Abschluß mich mit einer Freundin getroffen. Danach war ich völlig symptomfrei.

Parkinson: Für ein paar Stunden.

Er: Gegen früher doch höchstens ein schwacher Abklatsch.

Parkinson: Immer langsam. Es könnte ja noch viel schlimmer kommen. Guck dich doch mal in seiner Selbsthilfegruppe um.

Ich: Ohne dein Lotterleben ginge es uns viel besser.

Er: Früher war das Leben aufregender.

Ich: Kommt drauf an, was du unter aufregend verstehst. Meine Arbeit erfüllt mich mehr denn je, und meine Freundschaften haben sich vertieft. Das Leben ist naturgemäß kontemplativer geworden.

Er: Ach, dieses Geschwafel. Wie unser Alltag aussehen soll, will ich wissen.

Ich: Jeder Tag sieht anders aus. Das hängt von der jeweiligen Tagesverfassung ab. Wenn ich ausgeruht bin, den Tag gut nutze, gesundheitlich Fortschritte mache, ein paar Seiten zu Papier bringe, und dann noch ein bißchen Spaß habe, dann kann ich sagen, »Das war ein prima Tag«.

Er: Von gesundheitlichen Fortschritten habe ich noch nix gemerkt. Im Gegenteil.

Ich: Weil es dich nicht interessiert. Du alter Miesepeter. Weißt du überhaupt, daß ich die Tabletten durch einen natürlichen Extrakt ersetzt habe? Ich nehme ihn schon seit ein paar Wochen und siehe da: Mit einem Schlag war das elende Kopfdrücken verschwunden. Das nenne ich Fortschritt.

Parkinson: Stimmt. (leise) Er läßt nicht locker. Fordert mich ganz schön heraus. Aber das gefällt mir an ihm. Es wird nie langweilig mit dem. Besser als die, die sich immer nur beklagen, wie beschissen es ihnen geht. Vorläufig lasse ich ihn in dem Glauben, daß er das Spiel gewinnen kann. Vielleicht lasse ich ihn tatsächlich als Sieger aus unserer Partie hervorgehen. Mal sehen.

Er: Unter einem idealen Tag verstehe ich was anderes.

Ich: Jedem das Seine.

Parkinson: Noch ist nicht aller Tage Abend.

Achtzehn
Der dreifaltige Wendepunkt oder die Grüne Utopie

1.

Der alte Bauer hat das Gerücht verbreitet, ich könne nicht kochen. Wie ist er nur auf diese Idee gekommen? Er hat mich wahrscheinlich rohes Gemüse essen sehen und daraus den Schluß gezogen, daß ich des Kochens unkundig sei. Wahrscheinlich würde es ihn befremden, wenn ich ihm sagte, daß ich aus gesundheitlichen Gründen absichtlich rohes Gemüse esse. Meinen Vater hingegen hatte es Monate zuvor befremdet, daß ich *kein* rohes Gemüse und *kein* frisches Obst zu mir nehme. Er selbst ernährte sich schon seit Wochen ausschließlich von ungekochtem Gemüse, Obst und diversen Nußsorten. Er legte mir nahe, es ihm gleich zu tun. »Es ist deine einzige Chance, wieder gesund zu werden«, redete er auf mich ein. »Wenn du sie nicht nutzt, dann bist du selbst an deiner Misere Schuld.« Er versorgte mich mit Büchern seines Freundes Helmut Wandmaker, der ihn zu dieser Diät überredet hatte. Die Botschaft dieser Schriften ist so beeindruckend, wie sie einfach ist. Für Wandmaker zählt nur eines: Rohkost, Rohkost, und noch einmal Rohkost.

Ich begann, mich ernsthaft für die Sache zu interessieren und stattete Wandmaker im Sommer 1999 einen Besuch ab. Vom ersten Augenblick an stand für mich fest: Der Gesundheitsfanatiker ist selbst das beste Beispiel für seine Ernährungstheorien. Mit seinen fünfundachtzig Jahren strahlt er die körperliche und geistige Frische eines Siebzigjährigen aus. Ungeachtet seines hohen Alters steuert er heute noch sein eigenes Flugzeug. Bewundernswert, mit welcher Konsequenz und Ausdauer Wandmaker seine eigenen Lehren praktiziert: Veranlaßt durch eine schwere Erkrankung nach dem Zweiten Weltkrieg, entwickelte er seine Ernährungsprinzipien und befolgt sie nun schon ein halbes Jahrhundert. Offensichtlich mit Erfolg.

Ich folgte der Diät ein Jahr lang konsequent und wurde geradezu süchtig nach rohen Kohlrabis, Karotten und frischem Obst. Ich fühlte mich körperlich entschieden wohler als vorher. Die Diät verlieh mir neue Kräfte und Energien, die jeder chronisch Kranke so dringend benötigt.

In der Nacht muß die Hölle los gewesen sein. Minutenlanges Heulen aller Sirenen im Dorf. Mit schrillem Ta-tü-ta-ta rasten sämtliche Feuerwehrfahrzeuge der Umgebung an unserem Haus vorbei. Ein ehemaliges Drogen-Therapie-Zentrum in der Nähe stand in Flammen. Die Bauersleut' erzählten mir beim Mittagessen davon. Ich war konsterniert. Von alledem hatte ich nichts gehört. Ich hatte schlichtweg durchgeschlafen. Unglaublich. Meine Glaubwürdigkeit war dahin. Wie oft hatte ich über seichten Schlaf geklagt.

Mir war selber schon aufgefallen, daß sich meine Schlafgewohnheiten verändert hatten. Mein Schlaf war tiefer und länger geworden. Beim Aufwachen habe ich oft das Gefühl, aus großer Tiefe aufzutauchen. Aus dem nächtlichen Schlaf schöpfe ich wieder genügend Kraft, um damit den nächsten Tag aktiv zu gestalten. Wie ist es zu dieser erstaunlichen Entwicklung gekommen?

Ich hatte bemerkt, daß mein Wach-Schlaf-Rhythmus sich gewandelt hatte. Mir fielen neuerdings die Augen schon früh abends auf der Couch vor dem Fernseher zu. Zunächst gönnte ich mir diesen Frühschlaf nicht. Schließlich gibt es Besseres zu tun, als die Abende zu verschlafen. Dann aber siegte die Vernunft, und ich sagte mir: »Schlaf, wenn du *schlafen kannst. Egal wann.«* Nach vielerlei Experimenten fand ich eine Methode, mit der ich bald auf sechs bis acht Stunden Schlaf kam. Anfangs war der Schlaf noch auf mehrere Phasen über die ganze Nacht verteilt, mit entsprechenden Wachpausen dazwischen. Es ist dies eine höchst aufwendige Art, ein paar Stunden Schlaf zu bekommen: Für acht Stunden Schlaf benötigte ich einen Zeitraum von zwölf Stunden. Doch allmählich werden die Pausen seltener, und immer häufiger schlafe ich die Nächte durch.*

Und dennoch wäre mein Kampf um einen gesunden Schlaf fruchtlos geblieben, hätte ich meine Einstellung nicht grundsätzlich geändert. Schlaf, das war früher für mich nicht mehr als ein notwendiges Übel. Ich stand mit ihm auf Kriegsfuß. Jeden Abend derselbe Kampf um die kostbaren Abendstunden. Der in der Regel zu Gunsten irgendwelcher ›wichtigerer‹ Beschäftigungen ausfiel. In der Zwischenzeit habe ich mich mit dem Schlaf angefreundet. Parkinson hat den Anstoß dazu gegeben. Heute schlafe ich gern. Ich freue mich auf den Schlaf. Und schlafe immer dann, wenn ich müde bin. Ich habe gelernt, auf die Zeichen zu hören, die mir mein Körper gibt. Und so habe ich nach langem Ringen die heilende Kraft des Schlafes für mich entdeckt. Schon eine einzige durchschlafene Nacht hat wunderbare Wirkungen.

Von seinem Schreibtisch aus streift sein Blick über Obstwiesen hinweg das sanft ansteigende Tal hinauf. Von links ins Bild kommend die Landstraße, die, ohne große Umschweife, talaufwärts zur nächsten Ortschaft führt. Rechts begrenzen Buschwerk und Natursteinmauer das Bild, hinter der die Nadel- und Laubbäume des Friedhofs in den Himmel ragen.

* Needless to say*: Nachts besteht Arbeits- und Surfverbot, und in den Wachphasen sind nur leichte Tätigkeiten erlaubt. Wichtigste Voraussetzung aber ist, abends rechtzeitig den Weg ins Bett zu finden.* One hour of sleep before midnight is worth two hours after.

Im Mittelpunkt aber die für die Gegend typische Streuobstwiese mit Reihen hochstämmiger Apfelbäume. Straße, Wiese, Mauer streben alle dem Mittelpunkt dieses Landschaftsausschnitts zu, dorthin, wo das Tal in das verschachtelte Hügelland des Mittelgebirges übergeht, das höher scheint, als es tatsächlich ist. Darüber der Himmel mit seinen sich stets verändernden Naturschauspielen. Und so ist er von seiner Schreibtischwarte aus Zeuge der wechselnden Jahreszeiten.

Durch die Wiese führt ein Weg, auf dem die Bauern tagsüber mit ihrem Gerät vorüberziehen, so daß der Beobachter stets informiert ist, welche Arbeiten gerade auf dem Bauernhof verrichtet werden.

Hier hat er seine neue Bleibe gefunden. Früher hatte er auf diesem Gehöft Eier und Äpfel gekauft. Die alte Bäuerin hatte ihn stets den »Poeten aus Nonrod« genannt und ihn nicht mit »Du« oder »Sie« angeredet, sondern mit dem althergebrachten »Er«. »Hier hat Er noch ein Extra-Ei für sein Töchterchen«, pflegte sie, mit einem Lächeln auf dem Gesicht, zu sagen und steckte ihm ein Ei in die Jackentasche.

Ursprünglich war das Quartier hier nur als Durchgangsstation gedacht auf seiner Flucht vor dem Elektrosmog. »Ferien auf dem Bauernhof« steht auf dem Schild an der Hofeinfahrt. Er mietete eines der Gästezimmer, das nur eine geringfügige Belastung durch Elektrosmog aufwies. Vom ersten Tag an fühlte er sich erstaunlich wohl in diesem schlichten Zimmer.

Er kam sich vor wie einer jener Schriftsteller, für die er immer nur Mitleid empfunden hatte, weil sie den größten Teil ihres Lebens in Hotels verbrachten und kein richtiges Zuhause hatten. Jetzt entdeckte er den Vorzug eines solchen Daseins. Die ganzen Verpflichtungen, die ein privater Hausstand mit sich bringt, fallen weg. Es entstehen ungeahnte Freiräume und Freiheiten. Der Tag scheint auf einmal mehr Stunden zu haben. Zur Einrichtung in seinem Zimmer hat der Gast keine Beziehung, es sind nicht seine Gegenstände, er hat sie nicht ausgewählt. Er fühlt sich merklich erleichtert. Es ist, als wäre unnötiger Ballast von seinen Schultern genommen.

Bald stellte sich heraus, daß dies kein gewöhnlicher Bauernhof ist. Im Gästehaus herrscht eine wahrhaft kosmopolitische Atmosphäre. Gäste aus aller Herren Länder lassen sich hier vorübergehend nieder. Studenten aus Italien, Neuseeland, der Schweiz, den Vereinigten Staaten, die am Gesangsinstitut im Nachbardorf Unterricht nehmen. Hochzeitsgäste aus Rußland und Amerika. Kanadische Bauarbeiter, die ein Holzhaus im Dorf errichten. So unwahrscheinlich es klingen mag: Die Welt kommt zu ihm auf den Hof. Er muß ihr nicht hinterherhetzen. Der Plan für manches literarische Projekt ist hier in der ländlichen Abgeschiedenheit aus der Taufe gehoben worden. Und auch die Bauersfamilie, die hier lebt, ist entschieden weltoffener, als es Bauern für gewöhnlich sind. So entschloß er sich zum Bleiben und mietete ein weiteres Zimmer an.

Tack tack tack tack ... tack tack tack tack ... ein ungewohntes Geräusch dringt zu mir ins Zimmer. Ein Buntspecht hat sich am Stamm des wilden Mirabellenbaums vor meinem Fenster festgekrallt und hackt mit seinem spitzen Schnabel Löcher in das von innen her morsche Holz. Letztes Frühjahr stand der Baum noch in voller Blüte. Jetzt ist er abgestorben... tack tack tack tack ... Welch mühsame Art, sich sein Futter zu beschaffen. Unglaublich, mit welcher Wucht der Specht mit seinem Schnabel auf das noch recht feste Holz einhackt, mit welch hoher Frequenz: tack tack tack tack ... tack tack tack tack. Wieviel Kraft in seinem Kopf stecken muß. Wie hält er das bloß aus? Bekommt er keine Gehirnerschütterung? Offenbar nicht. Die Natur hat ihn für diese Tätigkeit geschaffen. Es ist die ihm gemäße Art, sich sein Futter zu be-

schaffen. Jedes Lebewesen hat die ihm eigene Art zu leben, zu sein, sich zu bewegen. Tiere folgen ihrer »Art« instinktiv. Der Specht, und nur der Specht, ist ein solcher Hacker. Er ist für solch extreme Belastung seines Kopfes gebaut. Und er kennt seine Grenzen. Er hackt immer nur ein paar Minuten. Nur der Mensch fällt immer wieder aus der für ihn vorgesehenen »Rolle«. Statt zu gehen, will er fliegen wie ein Vogel, schwimmen wie ein Fisch, springen wie ein Affe. »Schuster, bleib bei deinem Leisten«, möchte man ihm zurufen. Aber er hört nicht. Und die Verstöße gegen die Natur wollen bezahlt sein, mit Beinbruch, mit Gehirnerschütterung, mit Krankheit.

Eins haben Specht und ich gemein: Wir sind beide Kopfarbeiter. Jeder auf seine Weise. Und wir wollen beide mit dem Kopf durch die Wand. Mit dem Unterschied: Meister Specht ist dazu ausgestattet, ich nicht. Mein Verdacht, Parkinson ist die Folge einer immensen Überbeanspruchung des Gehirns. Eine Folge der ununterbrochenen Überflutung mit Informationen. Noch nie ist soviel geballte Information auf die Menschen eingestürmt. Noch nie mußte der Mensch so viele Entscheidungen treffen. Parkinson ist eine typische Erscheinung des Informationszeitalters. Mit der gleichen Wucht, mit welcher der Specht auf den Baumstamm einhackt, prallen die Informationen auf unsere Gehirne. Von einem Specht mit Parkinson habe ich allerdings noch nichts gehört.

2.

Die Landwirtschaft, die auf dem Bauernhof betrieben wird, ist weitgehend an biologisch-ökologischen Prinzipien orientiert. Der Anbau von Obst, Gemüse und Getreide und die Rinder- und Kleintierzucht dienen in erster Linie der Ernährung der bäuerlichen Großfamilie. Die ist zu einem erstaunlich hohen Prozentsatz autark. Fast alle Grundnahrungsmittel werden selbst hergestellt und eine große Vielfalt von Gemüse-, Obst- und Kräutersorten angebaut. Darunter alte, vom Aussterben bedrohte Sorten. Ein Dutzend verschiedene Apfelsorten mit klangvollen Namen: Goldrenette Freiherr von Blenheim, Winterrambour, Brettacher, Rote Sternrenette, Elstar, Schöner von Boskoop, Melrose, Jonathan Gold, Transparent, Goldparmäne, Ontario. Großer Beliebtheit erfreut sich auch die breite Palette von Likören, Obstbränden und -weinen, die der Jungbauer herstellt. Der verdient freilich den Lebensunterhalt für seine Familie in einem medizinischen Beruf.

Das bäuerliche Leben ist nur schwer mit dem eines Intellektuellen vereinbar. Der Tagesablauf auf dem Hof richtet sich nach den Abläufen in der Natur. Das Getreide muß geerntet werden, wenn es reif, das Heu eingefahren, wenn es trocken ist. Umgekehrt ist die Arbeit eines Intellektuellen für die Bauern nur schwer nachvollziehbar. Vor allem, weil man geistige Arbeit nicht sehen oder anfassen kann. Der alte Bauer ist neugierig, was der neue Mieter eigentlich so treibt und stellt vielerlei Fragen. Wo ich meine Aufträge herbekomme. Wie ich bezahlt werde. Wo ich hinfahre, wenn ich den Hof verlasse. Ob die Besucher, die ich empfange, in geschäftlicher oder privater Mission kommen. Er will sogar wissen, von wem die Post stammt, wenn ich mit der Tagespost unterm Arm über den Hof gehe. Ich gebe bereitwillig Auskunft, denn schließlich bin ich mindestens ebenso wißbegierig, was den landwirtschaftlichen Betrieb anbelangt.

Vorbildlich für mich ist die Einfachheit der bäuerlichen Sprache. Sie gibt mir vielerlei Anregungen für mein Schreiben. Die viel gerühmte Bauernschläue bringt komplizierte Sachverhalte auf den Punkt, wo Intellektuelle lang herumzuschwafeln pflegen. Der alte Bauer klagte einmal über all die körperlichen Gebrechen, unter denen er jetzt im Alter zu leiden hat. »Das wäre alles nicht so schlimm«, sagte er einmal, »wenn man bloß nicht immer dabei sein müßte.« Welch phantastische Idee, daß der Mensch die Möglichkeit haben müßte, auch einmal aus sich herauszutreten, um sozusagen Urlaub von sich selbst zu nehmen.

Kürzlich erhielt ich überraschend eine Einladung zu einer Lesung vor dem örtlichen Obst- und Gartenbau-Verein. Selten fiel es mir so schwer, einen geeigneten Text für eine Lesung auszuwählen. Ich suchte fieberhaft nach einem Text, der etwas mit dem Leben der Bauern und ihrer Region zu tun hat. Zwei Stunden vor Beginn der Lesung kam mir der rettende Gedanke: Als pflichtbewußter Staatsbürger hatte ich Ende der achtziger Jahre den Fragebogen der damaligen Volkszählung ausgefüllt, und zwar so ausführlich, daß ich meine Antworten dem Fragebogen als dicken Anhang beiheften mußte. Die Fragen nach Wohnort und Straße etwa hatte ich zum Anlaß genommen, mich in epischer Breite über das Rodensteiner Land, in dem ich wohne, auszulassen. Verzweifelt kramte ich nach jenem Manuskript, fand es, und eilte zur Lesung. Es wurde ein gelungener Abend. Das Publikum war begeistert von meinen ironischen Ausführungen. Und ich war stolz, daß ich einen Text geschrieben hatte, mit dem die Menschen aus dem Dorf etwas anfangen konnten.

Mit ihrem Gullullullullu ziehen die Puten immer wieder meine Aufmerksamkeit auf sich. Die Herde gibt diesen seltsamen A-capella-Gesang in kurzen Abständen von sich. Alle Tiere setzen exakt im selben Moment ein. Faszinierend, wie dieses stolze Federvieh mit den wabbelnden Hautfetzen am langen Hals sich über den synchronen Einsatz verständigt.

Der Kampf zweier Truthähne ist jedes Mal ein großes Spektakel. Ein Tier packt dabei das andere mit seinem spit-

zen Schnabel an der Gurgel und zerrt den Gegner solange hin und her, bis der jeglichen Widerstand aufgibt und in die Knie geht. Jedes Mal will mir scheinen, als sei das unterlegene Tier kurz davor, zu verenden. Aber dann geschieht das Überraschende: Mit einer blitzschnellen Bewegung windet das fast schon besiegte Tier seinen langen Hals aus der tödlichen Umklammerung, und schon hat sein scharfer Schnabel die Kehle des anderen Puterichs gepackt und zwingt nun diesen mit ebenso brachialer Gewalt in die Knie. So schnell kann sich das Blatt wenden. Auge um Auge. Zahn um Zahn. Alttestamentarische Moral? Oder ewiger Machtkampf der Natur? Oder hat der eine dem andern nur ein Korn vor der Nase weggepickt? Wir werden es nie wissen, was in den Köpfen dieser seltsamen Tiere vorgeht. Verspüren sie Stolz, wenn sie sich aufplustern und ihr buntes pfauenähnliches Gefieder spreizen? Oder legen wir Menschen nur unsere eigenen Maßstäbe von Macht, Stolz, Rache, Demütigung an diese Kreaturen an, die sich in Wirklichkeit gar nichts dabei denken?

Auch diese seltsamen Vögel, die innerhalb eines halben Jahres von Küken zu schweren Fleischklötzen heranwachsen, beobachtete ich von meiner Schreibtischwarte aus. Bis sie eines Tages nicht mehr da sind. Ich weiß, daß sie nicht zum Spaß gefüttert werden. Ihr jähes Verschwinden im Herbst stimmt mich traurig. Ihr Chorgesang fehlt.

Der Tag X. So hatte ich meinen inneren Wendepunkt benannt. Dem vorausgegangen war ein äußerer Wandel, dessen wichtigste Komponenten meine veränderten Ernährungs- und Schlafgewohnheiten waren. Diese Umstellungen fielen zeitlich zusammen mit dem Umzug in mein neues Domizil. Ein Umzug vom Berg ins Tal, von der Einsamkeit zurück ins Leben, in die Gemeinschaft.

So entpuppt sich der Wendepunkt in meinem Leben als dreifaltiger: ein äußerer, ein innerer und einer, der das Leben als ganzes erfaßt. Mit einem Dreisprung ins *nouveau vie*. Mit einem *nouveau roman*.

Einbindung in das bäuerliche Leben und in die Natur. Ernährung durch gesunde, selbstangebaute Produkte. Ausgleich der geistigen Arbeit durch sinnvolle körperliche Betätigung. Das sind die Grundsäulen meines neuen Lebens.

Soweit mein Gesundheitszustand es zuläßt, beteilige ich mich an der Arbeit auf dem Hof. Und je mehr ich mich an der Arbeit auf dem Hof beteilige, desto besser wird mein Gesundheitszustand. Jeden Tag ein, zwei Stunden Gartenarbeit. Heueinfahren. Obsternte. Holzmachen für den Winter. Das sind willkommene Abwechslungen zu der monotonen Arbeit am Schreibtisch. Sie verschaffen mir die körperliche Bewegung, deren der Parkinsonist so dringend bedarf.

Der alte Traum vom *mens sana in corpore sano*.

Was als Flucht vor dem Elektrosmog begonnen hatte, mündete hier, in der ländlichen Idylle, in den Versuch, eine grüne Utopie zu verwirklichen. Ein Experiment mit offenem Ende, von dem sich der Parkinsonist Linderung verspricht. In seinen kühnsten Träumen Heilung.

Epilog
Halbzeit

*it's halftime, boys
where's my considering cap?*
James Joyce

September 2001

Halbzeit. Jeden Augenblick kann der Abpfiff kommen. Die Spieler kämpfen verbissen, um die erste Spielhälfte noch zu ihren Gunsten zu entscheiden. Sie setzen alles daran, um mit einem Vorsprung in die Kabine zu gehen. Für die zweite Halbzeit psychologisch von größter Wichtigkeit. Der Schiedsrichter schaut auf die Uhr. Vielleicht läßt er nachspielen. Dann kommt der Abpfiff. In der Kabine warten Trainer. Coach. Masseur. Bringen die Kempen wieder auf Vordermann. Massieren. Entspannen. Regenerieren. Frust ablassen. Wunden lecken. Die Jungs aufbauen. Lagebesprechung. Strategien entwerfen für die nächste Runde. »Reißt euch am Riemen.« »Durchhalten!« »Ihr schafft das schon.« »Unbedingt den Vorsprung halten.« »Keine Müdigkeit vorschützen!« »Hinten dicht machen.« »Am Ball bleiben.« »Keine Alleingänge.« »Abspielen!« »Nach vorne spielen. Über die Flanken.«

Die haben gut reden. Wer hat die verdammten Reporter reingelassen? »Zufrieden mit der ersten Spielhälfte?« »Was hätte besser laufen können?« »Wie sieht die Strategie für die zweite Halbzeit aus?« »Irgendwelche Umstellungen? Auswechslungen?« »Reicht der Vorsprung?« »Wie schlimm ist die Verletzung?« »Wie geht das Spiel aus?«

24.9.98
Traum: liege am Boden, über mir stehend eine große, hagere Gestalt, mit Cowboyhut. Hat Revolver gezogen. Der Tod. Will mich erschießen. Habe keine Chance, mich zu wehren. Angst. Schwaches Flehen um Gnade. Der aber bleibt unberührt und erschießt mich, routinemäßig.

> held träumt:
> tod erschießt held
> held tot/d.

13.8.2001
Heute am Kaiserturm spazierengegangen. Nehme einen Tannenzapfen in die Hand, werfe ihn wie einen Revolver in die Luft und lasse ihn ein paar Mal um sich selbst kreisen. Fange ihn auf und schieße damit aus der Hüfte. Neun von zehn Malen ist der Lauf des Revolvers auf mich gerichtet. Habe mich am laufenden Bande selbst erschossen. »Autoaggressives Verhalten«, kommentiert meine Begleiterin.

> held spielt:
> held erschießt sich selbst
> held tot/d.

Wenn Held im ersten Akt stirbt, dann muß er im zweiten wieder auferstehen. Mit neuer Identität. In geläuterter Form. Neues Leben. Neues Ich. Ist Held aber sein eigener Tod, so wiederholt sich der erste Akt immer wieder von vorne. Repetitio ad infinitum.

Autoaggressiv auch die permanenten Versuche des »Antihelden«, die »Schuld« an seiner Krankheit bei sich selbst zu suchen. Warum ignoriert er die Krankheit nicht? Warum zermürbt er sich den Kopf so sehr? Warum die ständige

Selbstkasteiung? Warum gibt er keine Ruhe? Warum besteht er auf der Quadratur des Kreises? Warum begibt er sich auf diese *mission impossible*? Warum glaubt er seinen Ärzten nicht? Warum schließt er Freundschaft mit diesem dubiosen Gaukler Parkinson? Warum fällt er immer wieder auf diesen Scharlatan herein? Was wäre, wenn er wüßte: Jawohl, das Penicillin war schuld? Warum hat er sich auf diese mühsame Reise mit all den Hindernissen begeben?

Offenbar hat er eigene Vorstellungen, wohin die Reise geht. Er scheint der Kutscher zu sein. Selbsternannt. Sitzt auf dem Kutschbock, Zügel in der Hand. In der Kabine eine Reihe von Passagieren. Mister Parkinson. Ein gewisser »Er«. Eine Dame namens »Zeit«. Einer, den sie »Schlaf« nennen. Und einige mehr. Ab und zu setzt sich einer von ihnen zu ihm auf den Bock. Redet auf ihn ein. Und fällt ihm in die Zügel. Wenn er schläft, ändern sie heimlich die Richtung. Daher der Schlingerkurs der Kutsche. »Er« will sogar an den Ausgangspunkt zurückkehren. Der Therapeut der Gruppe rät, das Ziel einzukreisen und sich ihm langsam anzunähern. Dem widersetzt sich der medizinische Sachverständige, der mit von der Partie ist, vehement. Es gebe, insistiert er, nur *einen* Weg. Und der führe direkt zum Ziel. Er kenne ihn genau. Er sei ihn schon mehrmals gefahren. Sie sollten sich gefälligst beruhigen und das Kommando ihm und dem Kutscher überlassen. In der Tat, ohne seine exakten Ortskenntnisse wäre die Kutsche schon manches Mal im Graben gelandet, beziehungsweise im Abseits.

»Ich« hört sich alle Ratschläge geduldig an. Er ist jedoch eigenwillig, was die einzuschlagende Richtung anbelangt. Einmal hört man ihn zu Parkinson sagen, er habe seine Zweifel, ob sie je ihr Ziel erreichen würden. Die Fahrt sei länger und mühsamer, als er dachte. Das sei nicht weiter schlimm, entgegnet Parkinson. Die Mitstreiter in der Kabine, das sei eine angenehme Gesellschaft, die Stimmung gut, und die Gegend, durch die sie führen, sei die schlechteste nicht. *Terra incognita* zwar, aber gerade deshalb reizvoll. Er sei gespannt, was sie auf dieser abenteuerlichen Fahrt noch alles erleben würden. Über das Ziel schwieg er sich freilich aus.

Auf einer Lichtung bringt der Kutscher das Gefährt zum Stehen. Sie machen Rast.

Halbzeit. Nach fünf Jahren Parkinson. Das erste Etappenziel erreicht. *Time to reconsider*. Bilanz ziehen. Selbstverständigung.

Also wird es eine zweite Halbzeit geben. Über ihre Dauer besteht Unklarheit. Sie wird länger sein als die erste. Entschieden länger. Sagt der wissenschaftliche Sachverständige.

Dann setzt sich die Kutsche wieder in Bewegung. »Ich« und Parkinson sitzen Schulter an Schulter auf dem Bock. Sie unterhalten sich angeregt. Sie lachen. Dann kommen sie an eine Weggabelung. »Ich« deutet mit dem Finger in die eine Richtung. Parkinson zuckt die Schultern. Die Kutsche wird immer kleiner und verschwindet in der Abendröte am Horizont.

Über Krankheit schweigen
Briefwechsel

lieber freund, liebe freundin,
wie du weißt, arbeite ich seit längerem an einem buch über meine erfahrungen mit der parkinson'schen krankheit, wie sie mein leben beeinflußt und verändert hat.

ich habe vor, ein kapitel zu schreiben, in dem es um die »perspektive von außen« gehen soll. das buch ist ja generell aus meiner sicht geschrieben. ich denke, für den schluß des buches wären solche perspektiven besonders wichtig und geeignet.

ich würde mich sehr freuen, wenn du meinen vorschlag aufgreifen würdest. im folgenden liste ich einige fragen auf, zu denen du, wenn du dich zum mitmachen entschließt, stellung nimmst – am besten per e-mail, *das geht am schnellsten, du kannst sie mir aber auch mit der gelben post zuschicken. hier nun einige fragen/themenkomplexe, die mir wichtig erscheinen:*

1. wie hast du damals die nachricht von meiner krankheit aufgenommen?
2. was hat sie bei dir ausgelöst?
3. wie hat sie unsere freundschaft beeinflußt? was hat sich geändert?
4. habe ich mich geändert? wenn ja, wie?
5. was hat dich am meisten beeindruckt? welches ereignis, welches gespräch?
6. welches bild hast du von mir? (hypochonder, stellt sich an wie hiob, ist zu sehr in seine krankheit verstrickt, belästigt seine mitmenschen zu sehr mit seinen problemen,

strampelt sich viel zuviel ab, meistert sein schicksal ganz gut, macht sich zu viele gedanken...)
7. siehst du einen sinn in dieser krankheit? hast du ähnliche erfahrungen gemacht, mit anderen menschen?
8. wie stellt sich dir die parkinson'sche krankheit dar? (sie ist ja hauptsächlich nach innen gerichtet) welche symptome stehen für dich im vordergrund? (haltung, langsamkeit der bewegung, sprache, zittern etc.)
9. was hältst du von der feststellung, mir seien »die gefühle eingefroren«?
10. wie findest du den titel »Mein Freund Parkinson«?
11. wie geht es, deines erachtens, weiter – mit mir, mit dir, mit uns???
12. sind meine probleme mit dem elektrosmog nachvollziehbar?

bitte nimm keine falschen rücksichten, es geht um die authentische sicht von außen. dazu gehört auch kritik. du hast dir sicherlich unabhängig hiervon zu den wichtigen aspekten eine meinung gebildet.

vielleicht habe ich das wichtigste zu fragen vergessen. es müssen keine antworten zu diesen fragen sein. denkbar sind auch deine eigenen beobachtungen. vielleicht sind dir andere fragen wichtiger. antworten können kurz und bündig sein, subjektiv gefärbt, kritisch, widersprüchlich, spontan, naiv, leidenschaftlich usf.

ich hätte verständnis dafür, wenn du an diesem unterfangen nicht teilnehmen möchtest.

ein beitrag von dir wäre eine echte bereicherung für das buch. für deine mitarbeit, wie auch immer, bin ich dir ganz herzlich dankbar.

dein Wigand

Brief von Birgit:

Lieber Wigand,
ich hatte bereits geäußert, daß es mir nicht ganz leicht fällt, mich deinen Fragen zu stellen. Ich fürchte, daß du meine Antworten nicht wirklich hören magst, daß sie dich verletzen. Letzteres möchte ich unter keinen Umständen. Es sind doch lediglich ein paar Antworten, die aus meiner subjektiven Wahrnehmung entstehen.

Nach einigen Tagen des Hin- und Herüberlegens habe ich mich, wie du nun liest, doch entschlossen, dir zu antworten. Warum? Tja, weil es mir so kam, daß Freundschaft die Wahrheit verträgt und vielleicht sogar fordert. Also nun zu deinen Fragen:

zu 1.
Wir kennen uns seit ca. 10 Jahren und ich habe vergessen, wann ich von deiner Krankheit erfuhr. Ich hatte schon länger das Gefühl, daß etwas mit dir nicht stimmt, wie man so landläufig sagt. Deshalb war es eher wie eine Erklärung für etwas, was ich mir schon lange zu erklären versuchte, aber nicht konnte.

zu 2.
Ausgelöst hat die Nachricht eine Mischung von Spannung und Entsetzen. Natürlich hatte es auch etwas Sensationelles, etwas Dramatisches, Wigand hat Parkinson. Nicht Masern, keinen Hexenschuß, keinen komplexen Beinbruch, nein Parkinson. Schon das Wort für sich genommen kann Schrecken auslösen.

Ich hatte Mitleid. Aber war es nicht mehr die Befürchtung, mich könnte es ebenfalls treffen? Alle Krankheiten und Katastrophen wurden plötzlich greifbar nah.

zu 3.

Erst mal kam sicher der Impuls, dich unterstützen zu wollen. Also viele moralische Aspekte. Du hattest dich außerdem gerade von deiner Frau getrennt, und wir haben in der Zeit einiges gemeinsam unternommen. Du warst eigentlich nie wirklich offen. Du hast nie über Ängste oder Sorgen gesprochen. Auch nicht darüber, was die Krankheit mit dir macht.

Es gab in den letzten Jahren viele unterschiedliche Phasen in unserer Freundschaft. Heute beeinflußt dein Parkinson die Freundschaft von meiner Seite aus nicht, aber ich habe oft das Gefühl, daß sie dir in unserem Kontakt im Weg steht.

zu 4.

Ob du dich geändert hast, weiß ich nicht, oder ob dein Parkinson sich verändert oder ihr beide gemeinsam – das ist von außen schwer zu durchschauen.

zu 5.

Am meisten beeindruckt hat mich, wie klein deine Handschrift geworden ist.

zu 6.

Hypochonder bist du nicht, dazu tust du gerne viel zu cool. Du belästigst niemanden, auf jeden Fall mich nicht, dazu bist du viel zu höflich.

Ein Weile dachte ich, daß du die Sache mit den Elektrogeräten und dem Elektrosmog hochstilisierst. Aber zugegeben, ich hab davon keine Ahnung. Ich hatte das Gefühl, daß du dich zu sehr verstrickst: Wohnung aufgeben, teure Anschaffungen usw. Heute denke ich, du hast damit auch viel Altes hinter dir gelassen und Mut für ungewöhnliche Schritte bewiesen.

zu 7.
Ja, ich glaube an Sinnhaftigkeit von Dingen. Es gibt diesen schönen Ausdruck etwas »verkörpern«. Meint das nicht, einer Eigenschaft körperlichen Ausdruck geben? Und genauso schön ist der Ausdruck »die Dinge nehmen Gestalt an«. Dein Parkinson verkörpert einen Teil von dir oder hat in deinem Körper Gestalt angenommen. Warum gleich Parkinson und warum gerade du?

Alle Dinge beginnen klein. Und wenn man diese kleinen Zeichen und Impulse über Jahre ignoriert, dann müssen sie größer oder stärker werden. Und wenn man sie immer noch ignoriert, müssen sie noch größer und noch stärker werden. Du bist ein Kopfmensch, für den Intellekt und Wissen eine große Rolle spielen. Vielleicht kann dir Parkinson helfen, dich mit dem zu beschäftigen, was für dein Leben wirklich wichtig ist.

zu 8.
Mich beängstigen und erschüttern die Langsamkeit und das Zittern. Wahrscheinlich, weil ich selbst so viel Angst davor habe. Aber auch, weil es gegen den gesamten gesellschaftlichen Kult läuft. Zittern und Langsamkeit sind Eigenschaften von alten, nicht mehr junggebliebenen Menschen. Als würde Lebensfreude mit Zittern verloren gehen. Mein Gott, hat man manchmal verdrehte Vorstellungen von den Dingen. Oder hast du die Lebensfreude verloren?

zu 9.
Meinst du, weil dir die Gefühle eingefroren sind, hast du Parkinson bekommen, oder, daß Parkinson deine Gefühle hat einfrieren lassen? Ich denke weder noch. Gefühle machen wir selbst. Sie entstehen aus der Verwertung von Erlebnissen und der Konstruktionen unserer eigenen Lebenswirklichkeit. Wir können über unsere Gefühle entscheiden. Ich un-

terscheide zwischen Gefühlen und fühlen. Kannst du nicht mehr fühlen? Ich denke, du fühlst eine Menge.

zu 10.
Mein Freund Parkinson – klingt pathetisch. War Parkinson denn auch mal dein Feind? Wer ist Parkinson? Kann man das wirklich personifizieren? Spaltest du Parkinson damit von dir ab – dein Freund, dein Feind, eine Krankheit, die über dich kam. Wigand, es ist wirklich nicht leicht, schon gar nicht für dich! Ich bin der Meinung, es ist ein Resultat oder eine Konsequenz deiner Lebenswirklichkeit. Du hast nun die furchtbare oder wunderbare Aufgabe, damit zu leben. Am besten lassen wir alle Bewertungen weg, du lebst damit. Insofern vielleicht eher »Mein Ego Parkinson«.

zu 11.
Ich bin sehr dankbar, dich zum Freund zu haben. Ich mag deinen Humor und die Art, wie du Dinge beschreibst und erzählst. Deine Situation gibt mir die Gelegenheit, über vieles nachzudenken und auch einiges zu sehen. Krankheiten fürchte ich. Nun gibst du mir eine Chance, sie neu zu verstehen. Nicht zu mystifizieren, sondern es als das zu sehen, was es ist. Wir spielen in diesem Leben alle mit Handicaps, doch das größte Hindernis ist unser Verstand, der permanent leiert, kurbelt, bewertet usw., aber nur selten stillhält. Und wenn wir uns anschauen, was es ist, ohne Bewertung, ohne unsere »leidvollen« Erfahrungen, dann ist es einfach nur das, was es ist.

zu 12.
Ja und nein. Wir sind alle unglaublichen Einflüssen ausgesetzt und leider vielen, die nicht besonders gut für unsere Körper sind. Natürlich weiß ich, daß ein geschwächter Körper empfindlicher auf negative Reize reagiert. Ich hatte aber

manchmal auch den Eindruck, daß du dich in etwas flüchtest bzw. auch so etwas wie einen »Schuldigen« oder »Verantwortlichen« suchst.
Birgit

Brief von Thomas:

Hallo Wigand,
hier die versprochene Antwort, allerdings in Telegrammstil.

zu 1.
Unglaube (die mir wohlbekannte Unzuverlässigkeit westlich-medizinischer Anamnese); Zweifel (und wenn es doch stimmt...); Bestürzung (das darf doch nicht wahr sein – der Kinderzauber des nicht – »dürfens«). Auch: Wut (warum ausgerechnet...?)

zu 2.
Auf jeden Fall Wut und das infantile Gefühl von Ohnmacht. Das unbedingte »Nachgeben-Müssen«, erniedrigend!

(Im Vergleich zu deinem Augenleiden?)

Dem ist es nachgebildet. Ich habe damals gelernt, der Ohnmacht nicht nachzugeben. Also der Versuch, die rationale Hegemonie über »mein Leiden« wiederherzustellen. Mich zuerst auf meine Widerstands-, dann später – quasi versöhnlich – auf die Selbstheilungs-Kräfte zu besinnen (»auf sie wetten« – was dasselbe ist.) Habe mir viel Gelächter und beredte Ignoranz eingehandelt. Und – letztlich – gesiegt, gegen den Hohen Ärzteverstand. Aber alle möglichen Narben zurückbehalten, auch seelische. Bin zwar nicht geknickt daraus hervorgegangen, aber längst nicht mehr so aufrecht wie früher. Gefühl des Gedemütigtwerdens läßt nie mehr locker... »Du bist nicht Herr im eigenen Haus...« – Verstehst Du diese Richtung?

zu 3.
Ja, es ist ein geheimes Band entstanden; nicht wie früher unter Indianern, eher wie schicksalsverwandt. Krankheit ist vom Intimsten! Geht tiefer als Beziehungskisten. Wer das nicht kennt, kann mit der besten Pathologie-Hermeneutik nichts anfangen. Das macht Krankheitsberichte leider so unlesbar (Problem der literarischen »Aufarbeitung«).

zu 4.
Sicher. Delikaterweise zum »Besseren« – Du bist mobiler geworden, geistig und körperlich. Ist es Widerstand, ist es Belebung? Wer weiß?! Nach außen machst Du den Eindruck des Heiter-Abgeklärten; das frühere Bittere (oft Ätzende, Zynische) ist einem wärmeren Humor gewichen. Ein irr-beschleunigter Wachstumsprozeß! (Ich kenne Dich ja schon ein paar – vielleicht entscheidende – Jahre.) – Nach innen? Wer könnte das ahnen? Mit einigem Glück: Du selbst.

Einen Verdacht werde ich nicht los: die Trennung von K. geht womöglich – pathologisch und seelisch – tiefer, als es den Anschein hat. Hat sie Dich gelähmt? Hast Du Dich jahrelang in/von einer Beziehung lähmen lassen? Wider besseres Wissen und Gewissen? (Wie ich selbst?). Liegt es da nicht nahe, einen (vielleicht sehr oberflächlich anmutenden) kausalen Nexus zur Krankheit zu unterstellen?

Plagen Dich schlechtes Gewissen, Schuldgefühle? – Wie dem auch sei: wehr Dich dagegen und laß auf keinen Fall jemanden davon wissen!

Es könnte auch ganz ANDERS sein...

Ich erwarte Einspruch, Protest, Feedback. Wir werden

noch Zeit und Gelegenheit finden, über ALLES zu reden. In Bälde...
Thomas

Brief von Maren:

Lieber Wigand,
es fällt schwer, Dir in aller Offenheit meine Beobachtungen zu Deinem Krankheitsverlauf zu schildern. Als ich Dich kennenlernte – es war etwa vor 14 Jahren –, wirktest Du kerngesund und vital. Wenn Du redetest, waren Deine Phantasie und Dein Humor auffallend. Deine Offenheit, über die unterschiedlichsten Themen nachzudenken und zu diskutieren, übertrug sich auf Dein Gegenüber und regte es an, sich den Kopf über wichtige und weniger wichtige Dinge zu zerbrechen. Praktisches, wie Hausarbeit und Nägel in die Wand schlagen, lag Dir weniger, weshalb Du für Deine Frau manchmal schwer zu ertragen warst.

Als Du zum ersten Mal von Deiner Erkrankung sprachst, war ich betroffen und klammerte mich daran, daß es sich vielleicht um eine Fehldiagnose handele. Bald danach aber glaubte ich, Anzeichen zu bemerken, die dafür sprachen, daß die Diagnose stimmte. Ich glaube, das war vor ca. fünf Jahren. Ungefähr in die Phase fällt auch der Zeitpunkt Deiner Trennung von K., die ich auch nur schwer akzeptieren wollte, da mir klar war, daß ich einen von Euch verlieren würde. Das Gefühl, das mich in dieser Zeit befiel, war ohnmächtige Trauer, aber auch Mitleid mit Dir. Ich machte mir Sorgen um Dich, konnte Deine Verletztheit spüren und Deine Angst vor einer ungewissen Zukunft. Was konnte ich für Dich tun?

Ich rief einen kleinen Kreis mit Menschen, die Dich mögen, ins Leben, der sich in regelmäßigen Abständen mit Dir auf dem Otzberg trifft. Auch zu uns luden wir Dich hin und wieder ein, veranstalteten einmal in unserem Haus eine Lesung mit Dir und interessierten Zuhörern. Ich glaubte zu beobachten, daß es Dir von Mal zu Mal schlechter ging. Deine Bewegungen wurden langsamer, Dein Schritt schlurfender, Deine Stimme leiser und unentschlossener. Ich hörte Dich seltener lachen und empfand manchmal Bitterkeit in Deinen Worten. Trotz allem bewahrtest Du Dir einen Großteil Deines Humors und ließest Dir nicht anmerken, wenn es Dir schlecht ging.

Dann lerntest Du A. kennen. Die Verbindung gab Dir Kraft und neuen Lebensmut – leider nur für kurze Zeit.

Heute kann ich nicht übersehen, daß die Krankheit Dich gezeichnet hat, wenn mir Dein Bild von damals in den Sinn kommt. Ich frage mich dann, wie es wäre, wenn ich Dich nicht gesund gekannt hätte. Ich denke, ich würde nicht allzu viel merken. Allenfalls durch die Körperhaltung und Bedächtigkeit Deiner Bewegungen würde ich Dich wohl ein paar Jahre älter einschätzen.

Zum Abschluß möchte ich Dir aber sagen: Es ist noch eine Menge von dem geistvollen, witzigen, unterhaltsamen und interessanten Wigand L. übriggeblieben, und ich freue mich, daß sich unsere Wege einst kreuzten.
Deine Maren

Brief von Chuck:

Dear Wigand,

zu 1.
When I think of my first awareness of your illness, I remember your meeting me and the family at the Darmstadt train

station. You are standing on the balcony near the top of the stairs leading up from the platforms. Your figure at the head of the stairs is familiar, as always a presence that stands out in a crowd. Yet, something in your bearing is different. Your right hand is jammed in your trouser pocket. Your head is stretched forward as you peer down the platform at passengers still emerging from the cars. You look like the eager host, but also somehow visionary. We have gotten out of the coach nearest the entry and are already on the stairway below you. The cars have emptied. You turn, as if reluctantly, and move slowly a step or two away. »Wigand, alter Freund! Wir sind da. Wie geht's?« You turn, again slowly, and we embrace in what seems a solemn bear hug. You exchange greetings with Gabrielle and our two teenagers, who respond with interest to your as usual attentive and perceptive questions. It seems we are in slow motion as we carry the pieces of luggage to the car. Driving to your village, you peer through the windshield, your face near the steering wheel, your narrative fluent, calm, but your voice becomes ever more quiet. I am sitting in the back seat. I complain that I cannot hear. You explain briefly that this is a symptom of your illness and continue your story. In these small impressions is my first awareness of Parkinson's disease in your life.

zu 2.
The symptoms I describe in my first answer above have their context in the known and familiar. They are not disturbing or alienating. But the fact of Parkinson's disease itself involves the unknown. At the outset it can be a fact without context, surrounded by ignorance. To be honest, I cannot remember anything about receiving the news. Perhaps you told me on the telephone, or maybe in a quiet moment during one of my visits. Like all sad news, it must have released in me a feeling of dread and even a guilty sense of helplessness. Maybe I felt

contradictory emotions that I wanted to remove or at least reorder. It would be normal to feel a chill of fear, because all of us are subject to misfortune. At the same time, there may have been an incongruent moment of joy in not having to face such a challenge, at least not yet. But after being with you face to face, the fact that you endure Parkinson's disease is no longer without context, and I really see you, not an abstract illness. My essential and persistent feeling has become one of resolve. I accept the challenge in your life and in our friendship that your illness presents, and you have helped me do this.

zu 3.
The taproots of our friendship are the same, but they now reach deeper and have spread further. I will not say that we are closer because of your illness, but how you have reacted to your illness has been important, also for our friendship. You made a choice to make of your illness a blessing, not a curse, and this has made your illness a positive influence in our friendship.

If health had carried you in another direction, we may not have taken on translation projects together, may not have enjoyed success with a new gusto, and may not have endured difficulties with such tolerance. Our relationship has become richer and more diverse in interests and pursuits, not only in our work together in translating but also in our friendship, and our shared interests. You have always been a welcome guest, but I never enjoyed your presence more than during your last visit in the US at the reunion in Madison and your visit in our home. And never have you been a more appreciated host in Germany. Of course, we would rather have enjoyed all this without your being sick. But the point is, we did enjoy all this despite your illness.

I realize that your fight does not get easier and that its demands on you continue, but I hope that the activities of our work and friendship increase. I think, however, that the essential thing in our relationship is not activities but awareness. Physical change is inevitable for everyone. We all must face change and limitation. Struggle with sickness and death is a normal part of life, certainly as we grow older. What your illness has brought to me is your positive attitude, your awareness of the preciousness of time, and the light of hope.

zu 4.
I think qualities that have always been essential in your character are now even more effective in your work and behavior. You were always an excellent teacher, a clear thinker, an articulate speaker, a great conversationalist and a good companion. Perhaps you have had to make adaptations, but these qualities are still evident resources. Even physically, despite the symptoms of Parkinson's disease, you retain a characteristic physical energy and endurance, all of which are resources in adapting. I'm impressed with the strenuous exercise you maintain.

I know, however, that there have been periods when you were incapacitated or severely hindered physically, yet you managed to continue to work. I think in essentials you have not changed, but you have had to apply these essentials to coping with changes due to the external causes of disease. I think that I am not all that aware of the symptoms and hindrances you cope with. It is not that apparent. My teenagers have called you »a cool guy«. They appreciate your judgment, perceptiveness, your opinions, your ability to relate to them. I find you kinder, more thoughtful, more understanding, perhaps because illness has forced you to consider your humanity and thereby the humanity of others.

zu 5.
When we traveled together to the Rhine and visited the Lorelei, you went jogging up the mountain before breakfast and discovered a wonderful village restaurant where we went for dinner in the evening. It is typical of you that every now and then you do something quite unexpected and amazing, a surprise that is fun. You know how to enjoy life and have an exceptional amount of energy and endurance despite your illness. A second event that quite impressed me was your lecture with a small group of people on the art of translating at the university here. It was quite clear that the listeners were fascinated and that they enjoyed your personality. A third event was the long conversation we enjoyed on the drive from Indianapolis to Chicago. The energy of your mind is quite amazing. I am impressed by the focus and concentration that you muster. It amounts to overwhelming energy. I have the impression that your acquired ability for concentrated effort makes you more effective now than you were before your illness.

zu 6
Once you congratulated me in an e-mail on our success with a particularly complex piece of translation business with the words »Wir sind Gipfelstürmer«. Since I first met you, you never let difficulty or the odds against you deter you from accepting a challenge. I think for you, Parkinson's disease is another height to be stormed. In the same way, you go jogging up the mountainside on a Sunday morning while the rest of us are sleeping at the foot of the Lorelei. This is my image of you, a *Gipfelstürmer*. Why are you this way? Perhaps I don't really understand, but I think it's because you want as much from life as you can get and to give to life all that you can. In a difficult life one can only do both things at once by going the whole way, as hard and as fast as one can. But there is something else you add to this drive: intelligence.

zu 7.
I think often of my mother, who suffered kidney failure and endured dialysis in order to extend her life a few short years. I would remember these hard years with unrelieved sadness if it were not for memories of her endurance, her loving manner, and her courage. In her example of courage I received an invaluable gift. Whatever life brings me to bear, I have the gift of my mother's example of courage and am not alone. Yes, I see meaning in your illness. But really, it is the meaning that you have found within yourself. I see it, and so do all who know you. Yes, there is meaning in your illness, and you have put it there.

zu 8.
My answer to the first question really belongs here. There I describe how you hid your hand in your pocket, because of the lameness of your arm and shaking of your hand. Your head extends forward, also when driving. Your voice is quiet and gets quieter as you talk. For me you make a conscious effort to speak more loudly, because I am hard of hearing. You move slowly and have to be careful not to stumble. At the same time, you exercise strenuously and do other forms of therapy. You have a natural physical coordination and considerable physical strength. You have always been conscious of your presence and know how to be poised and dignified. In a crowd you stand out as a person with self-confidence and presence of mind. You know how to respect time and to focus your efforts. You are a professional speaker and a public personality. I think for most people the symptoms of your illness remain in the background, especially after they become acquainted.

zu 9.
This was something that worried me. What does it mean? I

understand it as deriving from slowness of muscular movement, which inhibits spontaneous feelings that are based in sensations in the muscles. I tend to associate the idea of frozen feelings with an inability to have a belly laugh, or perhaps an inability to cry or to burst into tears. How important is that? However, I have not really been aware of any lack of feeling in your behavior. For one thing, you have very great intellectual capacities, an unfailing memory, keen perceptions, a strong sense of irony, a strong sense of fairness, a great capacity for sympathy and kindness. I have seen you become angry, although perhaps you do not flare up in anger. In general, however, your manner seems to me to reflect calm and balanced judgment.

zu 10.
»Mein Freund Parkinson« gives concrete expression to the conscious choice you have made to meet the challenge of your illness positively and with optimism. I think this is an excellent choice for a title.

zu 11.
I hope that things continue as they have been. I believe that a better phase of life is coming for you. For long years you have worked, and now I hope you will enjoy the fruits of your labor. I think, however, that you will continue to be a *Gipfelstürmer*. I have the feeling that I am entering a phase in which I will need your friendship, that I may meet challenges similar to yours, although I hope not so severe. There is, too, the hope that we can at last focus on translation work together.

zu 12.
I have always taken you seriously about the effects of electric currents upon you. I have known a few people in my work

who suffered serious problems around computers. I don't think yours is an isolated case, although it is difficult to find explanations that can be proven. I have always been impressed by the energy and determination with which you met this threat. You studied, made experiments, spent sums of money on equipment, played the roles of scientist and technician. It may be that this problem provided something very useful, an external enemy. Because Parkinson's disease is not well understood and its effects are drastic but largely internal, the threat of electric currents gave you an external enemy to fight. Without this concentrated and energetic fight you might have had more difficulty focusing your attitude and strengthening your morale.
Chuck

Brief von Gabrielle:

Lieber Wigand,
Chuck hat mir deinen Email-Fragebogen gegeben. Ich habe eine Weile über eine Antwort nachgedacht. Es ist für mich leichter, allgemein zu antworten. Leichter wäre es, wenn ich ein Tagebuch führen würde, da würden mir mit präzisen Daten bestimmte Gedankengänge bestimmt wieder einfallen. In Ermangelung dessen muß ich mich auf mein schwaches Gedächtnis verlassen.

War es im Frühjahr 1996 oder noch früher? Es war eine Email von dir oder ein Telefonanruf von Chuck. Deine Nachricht mit der Parkinson-Diagnose fiel zeitlich mit K.s Briefnachricht zusammen, daß sie sich von dir trennen wollte. Der Schock und die Trauer über beide Nachrichten vermengten sich untrennbar. Ich kann im Rückblick nicht mehr sagen, was mich mehr bekümmerte, daß du von so einer Krankheit befallen wurdest oder daß die Auflösung eures Verhältnisses unwiederbringlich sei. So kann ich nur noch von einem ganz allgemeinen Gefühl der Trauer und des Schmerzes sprechen.

Was Parkinson im Besonderen anbelangt, so hatte ich bisher keine unmittelbaren Erfahrungen damit. Ich hielt mich hoffnungsvoll an der Tatsache fest, daß sich die Krankheit oft sehr langsam entwickelt und vielleicht sogar in der Entwicklung ganz aufgehalten werden kann. Das bleibt meine beste Hoffnung.

Beim nächsten Besuch im Sommer 97 überwog das Gewicht der Trauer über eure aufgelöste Beziehung andere Gedanken. Ich merkte aber, daß du gesundheits- und ernährungsbewußter geworden warst. Erst seit deinem letzten Umzug und dem schönen Lorelei-Besuch im Sommer 99, ist mir verstärkt zu Bewußtsein gekommen, daß du mit einer Krankheit lebst, die dich in den Bewegungen langsamer gemacht hat. Du bist langsamer in deinem Redefluß geworden, und bedächtiger. Das heißt auch präziser in deinen Formulierungen und bemühter, Gedanken zu Ende zu denken.

»Was mich am meisten beeindruckt hat?« Du bist positiver geworden, bewußter bemüht, das Tägliche zu meistern. Was du über L.s Negativismus sagtest, daß du ausziehen müßtest, weil du es nicht aushalten konntest. Positiver im einzelnen – negativer im Ganzen? Wie du auf Jasmins Umzug als unumwendbar reagiertest. Vielleicht hat dich Parkinson weiser gemacht? Entschuldige die Platitüde, ich meine damit, das Wichtige vom Unwichtigen, das Lösbare vom Unlösbaren zu trennen.

Am Freitagabend war Mark Morris, ein sehr kreativer New Yorker Choreograph, im Fernsehen. Er sagte, er sei nun 44, in seinen zwanziger Jahren sei er viel verschwenderischer mit Bewegungen gewesen. Jetzt ginge es mehr darum, wegen des Energieverlustes, jede einzelne Bewegung ausdrucksstär-

ker zu machen. Ich dachte, mir geht es genauso im Unterricht. Ich tue aus Müdigkeit weniger als früher, aber viel, viel bewußter. Vielleicht beschleunigt eine Krankheit wie deine diesen Prozeß? ...
Herzlichst,
Gabrielle

Brief von Mechthild

Lieber Wigand,

zu 1:
Starr vor Schreck, sprachlos zunächst.

zu 2:
Erinnerung an einen Autor, der im Alter von dreiunddreißig an Aids starb. Wir hatten beredet, es keinem in der Öffentlichkeit zu sagen, um ihr Urteil über seine Literatur nicht zu beeinträchtigen.

zu 3:
Wir sind erfreulich unbefangen geblieben. In der Familie scheint das nicht zu gelingen. Seit bei meiner Tochter »Multiple Sklerose« diagnostiziert wurde, ist die bis dahin schwesterliche Fröhlichkeit einem quälenden Abwägen gewichen; wieviel von der Krankheit reden – wieviel von ihr ablenken? In allen Fällen greifen wir als Wissenschaftler zu erprobten Mustern, uns über die Krankheit zu informieren: einen Arzt nach dem anderen zu befragen und der Krankheit, wie auch ihren Auslösern von Bilderketten der Furcht im Kopf, durch Kenntnisse »zu Leibe zu rücken.«

zu 4:
»Warum darf Wigand über Krankheit sprechen und ich nicht?« hat mich ein Kollege gefragt. Anders als er, hast du niemals mit deiner Krankheit andere erpreßt. So konnten wir immer nüchtern über alles reden. Ich habe dir viele Artikel kopiert, bis ich merkte, daß du und deine Ärzte in Diagnose und Information viel weiter waren. Es wird vermutlich ein hilfloses Ritual gewesen sein.

zu 5:
Ich folge dem Gedanken-Film, den diese Frage hervorlockt: Unsere Lesung im halbrunden Saal der Fürst-Äbte in Fulda mit dem weiten Rundblick über die herbstliche Rhön. Diese Atmosphäre außen und innen in der Hörer-Leser-Runde ist »als Reiz unteilbar« gewesen. Alle stockten gebannt-gespannt als du nicht gleich zu lesen anfingst. Ich bewunderte dein Vertrauen, mich zu bitten: »Wenn es nicht geht, dann lies du!« Damals habe ich beschlossen, solche Lesungen bis zum letzten Atemzug zu wagen, wessen auch immer...

zu 7:
Meinst du am eigenen Leibe? Siehe oben – Dichter Thorsten Casmir, dem ich niemals verriet, zur gleichen Zeit an unerträglichen Schmerzen zu leiden. Noch immer hat nichts meine kindlichen Beobachtungen widerlegt, daß des Übels Hölle die begleitende Angst ist.

zu 8:
In Wigand sehe ich einen Menschen, der uns noch immer lächelnd entgegentritt, wie jemand, der sich seiner Gelassenheit wegen vorsichtig bewegt. Hoffentlich kommt es dir nicht zynisch vor, wenn ich dir sage, daß diese Langsamkeit einen gejagten Hektiker beruhigt. Das trägt dir Zuneigung entgegen! Pardon – so verquer denken manche Köpfe.

zu 11:
»Mitten im Leben sind wir vom Tod umfangen«. Kirchenlieder von solcher Barock-Philosophie haben mich schon als Kind geärgert, aber auch getröstet.

(Ich hätte verständnis dafür, wenn du an diesem unterfangen nicht teilnehmen möchtest.)

Zu spät. Diese Person hat entschieden. Sicherlich erst in Graz, wo ich als »Writer in Residence« war und mich durch die vielen Telefonanrufe meiner kranken Tochter und durch Gespräche mit einem neuen, ähnlich erkrankten Freund genötigt sah, mir die Frage zu beantworten: »Soll man über Krankheit schweigen oder nicht?« Krankheit in der Öffentlichkeit zugeben, als Schriftsteller, nein, um den literarischen Urteilsprozeß nicht zu beeinflussen. Krankheit im persönlichen Kontakt zugeben, ja. Denn die Freunde und Verwandte reagieren auf die Veränderungen verstört und beziehen »sonderbares Verhalten« auf sich. So gesteht man ihnen besser, so nüchtern wie möglich, daß man selbst, oder ein ›Nächster‹ gefährlich erkrankt sei.
Mechthild

Brief von Ingeborg und Michael:

Lieber Wigand,

zu 1 und zu 2:
Wir waren richtig schockiert und hofften, daß es nicht wahr sei; wir dachten, daß du auf Grund deiner jahrelangen Schlafstörungen und der Trennungsphase von K. nervlich derart am Ende warst, daß sich einzelne Symptome auch daher erklären ließen. Wir sind uns bis heute nicht sicher, was nun Ursache, was Wirkung war, du verstehst schon: Huhn oder Ei?

zu 3, zu 4 und zu 5:
Ja, du hast dich verändert, aber ohne große Abweichung von deiner uns vertrauten Persönlichkeit: du bist noch offener geworden; wir glauben, daß du alles ansprechen kannst, was dir selbst zu denken gibt; wir glauben nicht, daß du dich zu verbergen suchst (so weit du dir selbst bekannt bist). Du hast herausgefunden, daß Offenheit für dich besser ist als Verschweigen, daß gemeinsames Nachdenken dich weiter bringt als einsames Grübeln. Das war besonders schön bei deinem letzten Besuch hier draußen bei uns – du hast eine neue, vertiefte Nähe hergestellt.

zu 6:
Warum so negativ??? Wir zählen 6 negative Selbstbeurteilungen und nur eine halbwegs freundliche: ... »meistert sein Schicksal ganz gut« ...

Was wir (in deiner Anleitung) nicht unterscheiden können, ist Folgendes, nun ebenfalls als Frage formuliert: Siehst du deine Wirkung auf andere Menschen tatsächlich so kritisch oder willst du einfach nur gelobt werden?

Du gehst bei deiner Krankheit sozusagen in die Schule, bist ein Lernender, hast dir offensichtlich solche Beurteilungen schon selbst verpaßt. Sei nicht so streng mit dir, erkenne deine kleinsten Schritte und Fortschritte an – der Berg, der versetzt sein will, besteht aus Sandkörnern. Also anders: Die 6 Negativa, wenn du sie denn an dir beobachtest, sie stehen dir phasenweise zu, sie würden dich nur dann noch obendrein unglücklich machen, wenn du darin stecken bleibst.

Allein der Titel *Mein Freund Parkinson* besagt schon, daß du ähnlich denkst.

zu 7.
Im Alltäglichen scheint es nicht sinnvoll, krank zu sein: man ist immer froh, sich wieder »fit« zu fühlen. Das meint aber

nur die flüchtigen Erkrankungen, die nicht die Kraft besitzen, unsere Aufmerksamkeit vom Gewohnten abzulenken.

Die Phase des ersten Schocks hast du hinter dir, du hast gelernt (lernst weiter noch), mit deiner Krankheit zu leben. Den Sinn für dich denken wir uns so: Das, was ich heute kann, gehört mir; ich kann mit der Kraft, die ich heute habe, das oder jenes tun, was mir wichtig ist; was morgen mit mir ist, kann ich nicht wissen, daher habe ich allen Grund, mich an dem Heutigen zu freuen. *Carpe diem!* – wer gesund ist, vergißt das allzu leicht. Sinn ist auch in dem, was Pascal meint, wenn er sagt (sinngemäß): »Lebe so, als ob du nur noch vierzehn Tage zu leben hättest!« – eine schwere Erkrankung vermag zu diesem intensivierten, dem Wesentlichen zugewandten Lebensgefühl die Brücke zu sein. Und du darfst ganz sicher sein, daß du dieses Lebensgefühl auch an andere Menschen weitergibst – wir Zwei sind hierin deine Zeugen.

zu 8:
Die Langsamkeit. Doch kann Die Entdeckung der Langsamkeit in diesen Zeiten durchaus nicht schaden!

zu 9:
Nichts, wenn es eine Aussage anderer über dich ist. Besprechenswert, wenn es dein eigenes Urteil wäre. Unser Eindruck war es nicht.

zu 11:
Es ist – zum Beispiel – schön, daß du uns diese Fragen gestellt hast, schön, auf Grund des Vertrauens und zugleich der Nachdenklichkeit, die sie erzeugen. Die Zeit der Antwort war ein Geschenk von dir an uns – eben das Gegenteil von dem, was Seneca »gestohlene Lebenszeit« nennt. Schenken wir uns also auch weiterhin »Lebenszeit«!

Danksagung

with a little help from my friends

Dieses Buch hat der Autor der Parkinson'schen Krankheit abgetrotzt. Nein, er hat es ihr zu verdanken.

- Wenn gute Freunde mich nicht bei der Bewältigung von Krankheit und Leben unterstützt hätten,
- wenn sie sich meine Geschichten nicht geduldig angehört und mich nicht ermutigt hätten, sie zu Papier zu bringen,
- wenn Chuck Spencer nicht von A bis Z engagiert am Entstehen des Buches teilgenommen und einmal mehr seine editorische Professionalität unter Beweis gestellt hätte,
- wenn Gerty Mohr das Manuskript nicht kritisch-akribisch gegengelesen hätte,
- wenn Bodo Wahl und Ursula Brucks dem Autor nicht ihr herrliches Moordeichhaus im Nordfriesischen für erholsame Arbeitsurlaube geöffnet hätten,
- wenn Linda Arras und Ullrich Krost im Alltag nicht die Freiräume geschaffen hätten, die es dem Autor gestatteten, sich über existentielle Sorgen und über die Krankheit zu erheben,
- wenn Birgit Swoboda, Thomas Paul Brysch, Maren Müller-Sievers, Chuck Spencer, Gabrielle Spencer-Bersier, Mechthild Curtius, Ingeborg und Michael Schneider nicht am Zustandekommen des Briefwechsels mitgewirkt hätten,
- wenn engagierte Ärzte und Therapeuten mir die Krankheit nicht erträglich gemacht und mir über die schwersten Krisen hinweggeholfen hätten, allen voran Professor Dr.

Andreas Schwartz, Wolfgang Tatzel, Dr. Detmar Buddenberg und Dr. Dr. Wolfgang Barck,
- wenn meine Tochter Jasmin Isabelle mir nicht mit Engelsgeduld beiseite gestanden hätte,
- dann wäre dieses Buch nie erschienen. Ihnen allen gebührt mein außerordentlicher, ganz herzlicher Dank. Gemeinsam haben sie das Unmögliche möglich gemacht.

Die Firma Pharmacia & Upjohn hat dankenswerterweise das Projekt mit einem kleinen Stipendium unterstützt.

Wigand Lange   Fischbachtal

Zwanzig Gebote
(nicht nur) für Parkinson-Kranke

von Wigand Lange

Ich glaube nicht an Wunder, aber ich wundere mich mehr und mehr über den Glauben.

1. Akzeptiere Deine Krankheit. Sie ist Teil von Dir, gehört zu Deinem Körper.

2. Beginne jeden Tag mit einer Stunde der **Besinnung**. Frage Dich, wann, wo und unter welchen Umständen es zu Deiner Krankheit gekommen ist. Was könnte der Sinn der Krankheit sein? Was will Dein Körper Dir sagen?
(benutze hierbei Deine Vorstellungskraft, Deine Phantasie. Denke in Bildern, in Farbe.)

3. Die Wurzeln vieler Krankheiten liegen sowohl im **körperlichen** als auch im **seelischen Bereich**.

4. Wenn Du wieder gesund werden willst – und wer will das nicht –, dann mußt Du ganz fest daran **glauben, daß Heilung möglich ist** (Heilung: heil machen, ganz machen).

5. Die Gesundung muß von Dir ausgehen. **Ärzte und Therapeuten** können helfen. Such Dir die besten Ärzte: Du mußt Ihnen vertrauen können. Entscheidungen mußt Du treffen.

6. Bei Parkinson extrem wichtig: die richtigen **Medikamente** in der richtigen **Dosierung**. Horch in Dich hinein und achte auf ihre Wirkung.

7. Heilung kann ein langwieriger Prozeß sein. Schließlich ist die Krankheit auch nicht über Nacht gekommen. Übe Dich in Geduld und Ausdauer. Vertraue nicht auf Wunder. Das Wunder ist, den richtigen Weg gefunden zu haben. Der Weg ist das Ziel.

8. Tu alles, was Dein Leben wieder ins **Gleichgewicht/Lot** bringen kann.

9. Konzentriere Dich auf das **Wesentliche** in Deinem Leben, und Du wirst sehen, auf einmal hast Du mehr Zeit und Energie als vorher (das grenzt in der Tat an ein Wunder.).

10. Sammle/bündele Deine Kräfte. (Ein Sonnenstrahl, der auf eine Sammellinse fällt, gewinnt ein Vielfaches an Energie.) Geh klug mit Deinen **Resourcen** um; Du brauchst sie für Deine Heilung.

11. Achte auf Deinen **Atem**. Lerne, bewußt und tief zu atmen.

12. Schlaf hat große Heilkraft.

13. Ernähre Dich so gut wie möglich (viel frisches Obst und Gemüse; viel trinken).

14. Wer rastet, der rostet. **Bewegung** ist die beste Medizin (Wandern, Fahrradfahren, Schwimmen, Gymnastik, Tanzen, Jazztanz, Nordic Walking, Jogging, auch Gehirn Jogging).

15. Erkenne Deine **Grenzen (an)**. Gelegentlich tut es gut, sie zu dehnen oder sie zu überschreiten.

16. Es stecken mehr **Kräfte** in uns, als wir denken. Mach das Unmögliche möglich. Überrasche Dich selbst.

17. Tu jeden Tag etwas, was Dir **Spaß** macht und Dir **Freude** bereitet: Singe! Male! Trommle!

18. Das Wichtigste im Leben ist die **Liebe**: die göttliche Liebe; die Liebe zwischen den Menschen und die Eigenliebe, das ist die Liebe zu Dir selbst, zu Deinem Körper. Schenk dem kranken Teil Deines Körpers besondere Aufmerksamkeit. Geh liebevoll mit ihm um. Sprich mit ihm. Was nützt es, wenn Du zornig auf Deinen verletzten Fuß bist; Du brauchst Deine Füße und sie brauchen Dich.

19. Hilf Dir selbst, dann hilft Dir Gott. Versuche, alleine zurecht zu kommen. Manchmal mußt Du Dich am eigenen Schopf aus dem Sumpf ziehen. Aber nimm auch die Hilfe von anderen dankbar an.

20. Das zwanzigste Gebot ist Dein ureigenes; nur Du kennst es. Es ist **Dein Geheimnis** ...